Comer *con* sentido común

VICTORIA VINUESA

Comer *con* sentido común

Gana salud y vitalidad y pierde peso sin dietas

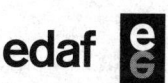

www.edaf.net

MADRID - MÉXICO - BUENOS AIRES - SAN JUAN - SANTIAGO

2017

© 2016, Victoria Vinuesa
© 2017. De esta edición, Editorial EDAF, S.L.U.

Diseño de la cubierta: Marta Elzaurdía López
Maquetación y diseño de interior: Diseño y Control Gráfico, S.L.

Editorial Edaf, S.L.U.
Jorge Juan, 68,
28009 Madrid, España
Teléf.: (34) 91 435 82 60
www.edaf.net
edaf@edaf.net

Ediciones Algaba, S.A. de C.V.
Calle 21, Poniente 3323 - Entre la 33 sur y la 35 sur
Colonia Belisario Domínguez
Puebla 72180 México
Telf.: 52 22 22 11 13 87
jaime.breton@edaf.com.mx

Edaf del Plata, S.A.
Chile, 2222
1227 Buenos Aires (Argentina)
edaf4@speedy.com.ar

Edaf Antillas/Forsa
Local 30, A-2
Zona Portuaria Puerto Nuevo
San Juan PR00920
(787) 707-1792
carlos@forsapr.com

Edaf Chile, S.A.
Coyancura, 2270, oficina 914, Providencia
Santiago - Chile
comercialedafchile@edafchile.cl

Queda prohibida, salvo excepción prevista en la ley, cualquier forma de reproducción, distribución, comunicación pública y transformación de esta obra sin contar con la autorización de los titulares de la propiedad intelectual. La infracción de los derechos mencionados puede ser constitutiva de delito contra la propiedad intelectual (art. 270 y siguientes del Código Penal). El Centro Español de Derechos Reprográficos (CEDRO) vela por el respeto de los citados derechos.

Primera edición: enero de 2017

ISBN: 978-84-414-3708-1
Depósito legal: M-41383-2016

PRINTED IN SPAIN   IMPRESO EN ESPAÑA
                    COFÁS

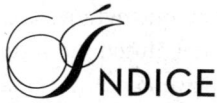

ÍNDICE

Introducción.. 13

Parte I

Capítulo 1. Del caos alimentario de la vida moderna al equilibrio en la mesa.. 17
Del agotamiento a la vitalidad 17
El mal de la sociedad moderna 19

Capítulo 2. Los alimentos son más que un recuento de nutrientes y calorías 21
Notas generales sobre nutrición 21
Naturaleza energética de los alimentos.......................... 26
Grupos sanguíneos y alimentación 29
La combinación de los alimentos 32
Alimentación en cada estación 34
    Alimentos para consumir en primavera 36
    Alimentos para consumir en verano 38
    Alimentos para consumir en otoño 41
    Alimentos para consumir en invierno 43

Capítulo 3. Alimentos que hay que evitar 47
    Gluten. La problemática del gluten moderno:
    (Trigo, centeno, cebada y avena) 47
    Los lácteos 52
    La soja y algunos de sus derivados 56
    Carne de ternera o carnes rojas 59
    Mantequilla 60
    Grasa de mala calidad 61
    Alimentos refinados 61
    Azúcares 63
    Ahumados y barbacoas 64
    Pesticidas, conservantes, colorantes y otros aditivos 65
    Bebidas que hay que evitar o disminuir 68
    Vinagres 70
    Solanáceas 70
    Exceso de ensaladas 71
    Transgénicos 73

Capítulo 4. Alimentos que podemos consumir 79
    Cereales sin gluten y cereales antiguos 79
    Verduras 83
    Legumbres 83
    Los productos fermentados de la soja 84
    Semillas y frutos secos 87
    Frutas 87
    Pescado 89
    Marisco y cefalópodos 89
    Carnes 90
    El huevo 92
    Lácteos 92
    Bebidas saludables 93
    Algas 95
    Fermentados 99
    Endulzantes 108
    Grasas y aceites 109
    Alimentos medicina 111

ÍNDICE

CAPÍTULO 5. La puesta en práctica 119
    Cómo elaborar un menú diario 119
    Formas de cocinar 121
    Desayunos sanos 124
    ¿Vegetarianismo? 126
    Utensilios para cocinar 128

PARTE II
RECETAS

CAPÍTULO 6. Desayunos 131

CAPÍTULO 7. Sopas y cremas 141

CAPÍTULO 8. Cereales 153

CAPÍTULO 9. Legumbres 167

CAPÍTULO 10. Verduras y tubérculos 175

CAPÍTULO 11. Algas 189

CAPÍTULO 12. Postres 199

Bibliografía 215

Relación de recetas 217

Datos de interés 221

Este libro está dedicado a todo aquel que se quiere lo bastante como para cuidarse, también, a través de la alimentación.

Quererse, según uno de los principios más sencillos del Universo, es desarrollar alegría en un cuerpo sano. Cuando el cuerpo está sano, bien alimentado, la mente está tranquila. Cuando la mente está tranquila, está más disponible para captar los Mensajes Universales. Estos mensajes, como una enseñanza, nutren el bienestar de la persona y la ayudan a desarrollarse.

Te deseo un feliz crecimiento. Te deseo que disfrutes de ti, ames a la vida y no te olvides del Universo.

ANNE ASTILLEROS

¡Atrévete a Ser Feliz!

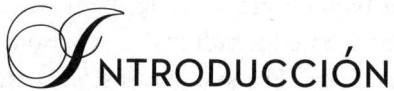
NTRODUCCIÓN

Ha pasado ya más de una década desde que escribí la primera edición de este libro (antes *Alimentación sana y natural*). En este tiempo han surgido un gran número de nuevas dietas y teorías sobre cuál es la mejor manera de alimentarse. La mayor parte de las propuestas alimenticias que presentaba entonces han sido corroboradas en estos años por diversos científicos e investigadores de todo el mundo. Por ejemplo, ya hay estudios serios que han comprobado el daño que nos inflige el gluten en nuestra dieta, la problemática de los lácteos y de los OGM, e incluso la intoxicación a la que sometemos diariamente a nuestro organismo sin ser siquiera conscientes de ello.

No obstante, y a pesar de los avances de la ciencia, el caos al respecto sigue siendo el mismo. Hay tal cantidad de propuestas y dietas distintas, todas con sugerentes explicaciones de por qué debemos seguirlas para lograr uno o otro beneficio, que requiere mucho tiempo y dedicación investigarlas y llegar a encontrar una fórmula válida para uno mismo.

Actualmente nos hablan de la dieta paleo, la dieta sin gluten, sin cereal, la macrobiótica, la cruda, del vegetarianismo, de la dieta mediterránea, de la baja en grasa, de la dieta sin sal, sin frutas, solo con frutas, sin lácteos, baja en hidratos de carbono, veganas, macrobiótica y un largo etcétera. Por si la confusión fuera poca, en muchas ocasiones nos presentan estas dietas como si fuesen la única opción válida para mantener o recuperar la salud y el peso ideal.

Si a esto le sumamos que la mayor parte de los alimentos que encontramos en las tiendas están cargados de aditivos dañinos, están refinados y han perdido por ello sus nutrientes naturales, llevan gluten e ingredientes transgénicos, y que en muchos casos las frutas y las verduras no son del lugar en el que vivimos ni corresponden a la estación en la que estamos, el caos es ya total.

Mi intención al escribir este libro es la de facilitarte el trabajo. Por un lado, pretendo informarte de los alimentos que son nocivos (aunque nos los vendan como sanos) y los que son beneficiosos para ti y para los tuyos. Por otro lado, busco ahorrarte la infinidad de horas que he pasado investigando y experimentando las distintas opciones alimenticias para ofrecerte una solución personalizada. Una opción que sea válida para ti y solo para ti, adaptada a tus circunstancias particulares. Una fórmula en la que prevalezca la ciencia y sobre todo el sentido común.

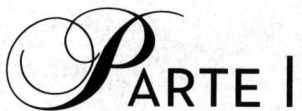

Capítulo 1

Del caos alimentario de la vida moderna al equilibrio en la mesa

DEL AGOTAMIENTO A LA VITALIDAD

Mi interés por la alimentación siempre ha estado motivado por un intento de sentirme sana y vital, libre del tan normalizado malestar de nuestras vidas.

Desde muy pequeña sufría de ataques de asma y fuertes alergias. Durante largos años me trataron con cortisona, vacunas y antihistamínicos. Mis visitas al hospital eran una constante en mi infancia. Tras un largo y molesto tratamiento con vacunas, el asma disminuyó, pero no así las alergias. Sin embargo, lo que no hizo más que aumentar, según pasaban los años, fueron los efectos negativos de estos medicamentos y de una dieta «convencional» sobre mi salud: cansancio crónico, problemas digestivos, mal humor, dolores, nerviosismo, nuevas alergias...

Como le ocurre a muchos niños, ya desde muy pequeña había ciertos alimentos que me desagradaba comer, que mi cuerpo sencillamente rechazaba. Pero en aquella época, sin los conocimientos que hay en la actualidad y creyéndolos necesarios para crecer sanos, nos obligaban a consumirlos. En mi caso se trataba de la leche, el pan, el azúcar blanco y los tomates. Más adelante descubrí que mi cuerpo estaba rechazando precisamente aquellos alimentos que lo dañaban. Rechazaba aquellos alimentos que aumentaban la inflamación y convertían en crónicas las alergias que padecía.

A los 15 años, como consecuencia lógica de la cantidad de medicinas que había consumido y de haber seguido una alimentación «convencional», me diagnosticaron una úlcera en el estómago. Al cabo de varios meses de tratamiento con antiácidos y de no haber experimentado ninguna mejoría, cansada de depender de los medicamentos para todo, tomé una decisión: permitir que mi cuerpo se sanara por sí mismo. Fui disminuyendo la medicación paulatinamente, al tiempo que comencé a comer solo lo que mi cuerpo me pedía sin forzarle a consumir aquellos alimentos que me desagradaban o producían malestar. Poco a poco empecé a sentirme mejor. Mis alergias fueron atenuándose, mi úlcera se curó y fui recuperando mi vitalidad.

A los 21 años me dieron una beca para finalizar mis estudios de psicología en Nueva York. Me sorprendió mucho la escasa calidad de los alimentos que se consumían allí por aquel entonces. Al cabo de tan solo un mes, sintiéndome sumamente cansada, fui a la consulta de un médico que, tras un simple análisis de sangre, me diagnosticó hipotiroidismo. Y lo que era peor: me informó de que debería seguir un tratamiento hormonal de por vida.

Decidida a encontrar una cura sin necesidad de utilizar medicamentos, investigué, visité herbolarios, consulté médicos alternativos, etc. Hasta que finalmente cayó en mis manos un libro: *Prescription for Nutritional Healing*, de Phyllis A. Balch. En él, además de recomendar una serie de alimentos para facilitar la recuperación de mi tiroides, sugería que la cantidad de productos tóxicos que llevaba el agua del grifo podía ser la causa de buena parte de los problemas relacionados con esta glándula. Sorprendida por el descubrimiento, comencé a beber agua filtrada y a consumir los alimentos aconsejados. Al cabo de un par de semanas volví a hacerme los análisis y, para sorpresa del médico, los resultados eran totalmente normales. Ni rastro del hipotiroidismo.

El impacto que me produjo este descubrimiento aumentó mi curiosidad y mi interés por la alimentación. Una de mis pasiones desde entonces ha sido encontrar una forma de alimentación que no solo no sea dañina para el organismo, sino que además nos aporte energía y vitalidad. Una forma de alimentarnos que sea compatible con la vida moderna y con la mayoría de los bolsillos. Y dado que para mí comer es uno de los principales placeres de esta vida, he buscado siempre opciones apetitosas y satisfactorias para los más selectos paladares.

Ha pasado mucho tiempo desde entonces. He viajado mucho y he aprendido sobre la forma de alimentarse de distintas culturas. Mis investigaciones me han llevado a descubrir cuáles son los enemigos principales de nuestra salud, así como los principales aliados. Me han llevado a encontrar y utilizar las formas más sanas de cocinar en función del lugar, de la estación y del tipo de alimento. Y sobre todo me han hecho entender que no existe una dieta que se adapte a todos por igual. Del mismo modo que somos personalidades únicas, también somos cuerpos únicos con unas necesidades particulares a las que hemos de adaptarnos para sentirnos vitales y, en definitiva, felices.

EL MAL DE LA SOCIEDAD MODERNA

La mayoría de nosotros vivimos en sociedades donde lo considerado «normal» dista mucho de ser sano y bueno. La dieta de los países desarrollados ha cambiado mucho en las últimas generaciones. Actualmente se come más carne, más grasas de poca calidad, más lácteos e hidratos de carbono y mucha menos verdura, legumbres, frutas y pescado. Cada día se consumen más alimentos ya preparados, cargados de ingredientes refinados, azúcares y aditivos. El gluten y los productos transgénicos están ocultos en todas partes, incluso en los artículos de belleza, champús y geles de baño.

A diario nos tragamos y respiramos, sin ser conscientes de ello, cantidades enormes de aditivos, conservantes, colorantes, aromas y un sinfín de sustancias químicas que antes, simplemente, no existían.

En las tiendas encontramos productos que no son de la estación y que en muchas ocasiones proceden de países que están a miles de kilómetros del nuestro.

Si a este desalentador panorama sumamos las vacunas que se imponen a los niños y la enorme cantidad de medicamentos que la mayoría de las personas utiliza sin que sean estrictamente necesarios, nos encontramos con la realidad actual, donde el malestar es algo que ya se ve como normal.

> La sociedad actual está enferma y debilitada.

Los problemas digestivos, el nerviosismo, las alteraciones del sueño, el cansancio crónico, la apatía, los desajustes en el peso o incluso el cáncer ya nos parecen normales, forman parte de nuestra cotidianidad.

Por explicarlo de manera sumamente simplificada: la forma en la que nos alimentamos afecta a nuestro sistema digestivo, daña las paredes intestinales y provoca inflamación. Todo esto, además de otros efectos dañinos, dificulta las digestiones. Las malas digestiones repercuten en el hígado, que rige el correcto funcionamiento de los demás órganos. Resultado: malestar, cansancio, dificultad para concentrarse, debilidad, enfermedades autoinmunes, sobrepeso o pérdida del mismo, ansiedad y propensión a cualquier tipo de patología.

La buena noticia es que existe una solución al malestar constante al que hemos sometido a nuestros cuerpos durante largos años, al «maltrato» alimenticio por el que sin ser conscientes hemos pasado. La vitalidad, la salud y el peso ideal ya no son utopías, sino realidades factibles.

¿Me acompañas?

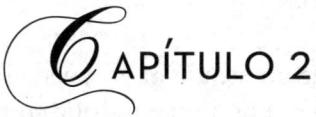

Los alimentos son más que un recuento de nutrientes y calorías

NOTAS GENERALES SOBRE NUTRICIÓN

A la hora de comer hemos de tener en cuenta una serie de factores que van a determinar qué alimentos son los más saludables, los más adecuados para nuestro bienestar cotidiano.

- Lugar donde vivimos
- Estación del año
- Edad
- Género
- Grupo sanguíneo
- Tipo de vida que llevamos
- Momentos especiales: embarazo, lactancia, operaciones, enfermedad, estrés, exámenes...
- Origen de los alimentos

Una alimentación sana favorece un bienestar físico imprescindible también para disfrutar de bienestar emocional, alegría y paz.

Lugar donde vivimos

La alimentación de un esquimal no puede ser la misma que la de una persona del trópico. Los alimentos que consumimos han de estar adaptados al clima del lugar en el que estamos:

- Si vivimos en un lugar cálido, hemos de consumir alimentos que nos refresquen.
- Si por el contrario vivimos en un lugar frío, será más recomendable que consumamos alimentos que nos calienten.
- Si vivimos en un lugar donde hay mucha humedad, consumiremos más alimentos que favorezcan nuestra adaptación al clima húmedo.
- Si vivimos en un lugar seco, los alimentos recomendados serán aquellos que nos permitan estar bien hidratados.

La naturaleza es sabia y nos ofrece en cada entorno los alimentos más adecuados para poder vivir sanos y adaptados a las condiciones climatológicas y medioambientales del lugar. No obstante, la globalización del mercado y la internacionalización de los productos ha hecho que podamos encontrar en los supermercados todo tipo de alimentos a lo largo de todo el año. Cosas que antes habrían resultado impensables, como encontrar una piña en invierno en España o ver en un mismo estante un repollo y un tomate, ahora nos parecen normales, incluso nos extrañamos si no las vemos.

Todo este panorama ha llevado a que la mayoría de las personas ya ni siquiera conozca qué productos son de temporada, cuáles son de la zona y, menos todavía, cuál va a ser su efecto en su cuerpo; tampoco si estos productos van a aumentar o disminuir su salud física y, en consecuencia, emocional.

Y si ya hay pocas personas ya que sepan qué alimentos son los propios de la estación, aún menos conocen cuál es su influencia sobre su estado de ánimo.

Estación del año

Cada estación tiene sus peculiaridades: variación de las temperaturas, energías de expansión (verano) o de retraimiento (invierno), etc. Los alimentos seleccionados por la propia estación favorecen este movimiento continuo y natural de las cosas. El cuerpo nos agradece que tengamos en cuenta sus necesidades, y nos responde manifestando una buena salud y un bienestar duradero.

La alimentación ha de seguir los flujos y los ritmos naturales del planeta. De este modo, en invierno consumiremos alimentos concentrados, calientes, que inviten al recogimiento. En verano tomaremos alimentos expansivos, refrescantes, que nos impulsen a salir, a disfrutar con los amigos, a compartir buen humor y felicidad, a estar en el exterior.

Edad

Un bebé y un niño van a necesitar crecer rápidamente y comer alimentos muy nutritivos y concentrados. Su naturaleza, dado que se están desarrollando, es expansiva, de modo que precisarán alimentos que favorezcan este movimiento. Un joven y un adulto tienen otro tipo de necesidades que también van a diferir en gran medida de las de un anciano.

Género

Las mujeres, por lo general, son más *yin* (naturaleza fría), y necesitan una alimentación más refrescante y menos concentrada que los hombres. Estos, por el contrario, precisan más cantidad de proteína y cereal para mantenerse sanos y vitales.

Grupo sanguíneo

Cada grupo sanguíneo desciende de uno de los grandes grupos de la antigüedad: cazadores, recolectores y nómadas.

- El grupo sanguíneo más antiguo y extendido es el tipo 0. Tiene más de 40 000 años de existencia y procede de los hombres de Cromañón, cuya alimentación se basaba en la caza y, por consiguiente, en las proteínas de la carne. Los lácteos y los cereales no formaban parte de su dieta y sí se incluían en ella las verduras que crecían silvestres en su zona.
- Más adelante apareció el tipo A —entre 25 000 y 10 000 años—, ligado al surgimiento de las primeras sociedades agrícolas, cuya alimentación se basaba en el consumo de cereales y verduras. Su procedencia es Asia y Oriente Medio.
- El tipo B surgió hace entre 15 000 y 10 000 años en las montañas del Himalaya, siendo propio de los habitantes nómadas de las estepas asiáticas, donde el consumo de lácteos estaba muy extendido.
- En cuanto al tipo AB, su origen está en la mezcla entre caucasianos y mongoles.

Tipo de vida que llevamos

Las necesidades nutricionales de una persona que tiene un trabajo sedentario, que pasa diez horas al día delante de un ordenador, no pueden ser las mismas que las de un deportista o un obrero de la construcción. Cuanto mayor sea la actividad física que realicemos, más alimentos energéticos y nutritivos necesitaremos.

Momentos especiales

Hay circunstancias concretas en la vida de una persona que pueden hacer aconsejable un cambio de alimentación temporal: embarazo, lactancia, situaciones de estrés, pérdidas, duelos, enfermedad, periodo de exámenes...

Origen de los alimentos

Es recomendable consumir alimentos que crezcan en el sitio donde vivimos. En Occidente comemos habitualmente alimentos que provienen de zonas mucho más cálidas: plátanos, piñas, mangos, papayas..., y si bien en épocas cálidas nos podemos permitir consumirlos con moderación, en épocas frías no son nada recomendables.

Como hemos dicho anteriormente, los alimentos propios de sitios cálidos tienen la propiedad de enfriar y precisamente eso es lo que hacen. Si vivimos en un lugar frío, el organismo necesita calentarse y utiliza buena parte de su energía para esto. Darle entonces alimentos energéticamente fríos es como echarle un jarro de agua a nuestro fuego interno, a nuestra vitalidad natural. De alguna manera «nos apagamos», y eso se traduce en mayor susceptibilidad al frío (y a los demás), mayor propensión a enfriarse, a estar débil y al agotamiento tanto físico como emocional.

> Conviene consumir alimentos que facilitan el trabajo que haya de realizar el organismo. Si en verano su trabajo es refrescarse, le daremos alimentos que faciliten esta función. Si en invierno lo que necesita es calentarse, comeremos alimentos que propicien este calentamiento.
>
> Para lograrlo, habremos de conocer, al menos a grandes rasgos, los alimentos que enfrían y los que calientan, es decir, la naturaleza energética de los alimentos.

NATURALEZA ENERGÉTICA DE LOS ALIMENTOS

Los alimentos, como todo lo que existe, están hechos de energía, son energía más o menos densa. Hay alimentos que por sus cualidades energéticas son más *yin*, es decir, más fríos y expansivos, y otros que son más calientes y concentrados, son *yang*.

En la sociedad occidental tendemos a ver los alimentos como un mero cúmulo de calorías y nutrientes, pero en realidad son mucho más que eso. Los alimentos han de nutrirnos tanto a un nivel mecánico como a un nivel energético. Como seres energéticos que somos, necesitamos también alimentarnos de energía.

La naturaleza energética de los alimentos hace referencia al efecto que producen en nosotros cuando los consumimos. Para facilitarnos las cosas, vamos a hablar de alimentos que calientan y alimentos que enfrían.

Criterios a tener en cuenta

- Los alimentos de origen animal calientan más que los de origen vegetal.
- Los alimentos de origen vegetal que crecen bajo tierra calientan más que los que crecen por encima de ella (a excepción de la patata). Así, por ejemplo, una zanahoria calienta más que una lechuga.
- Los alimentos salados calientan y los alimentos dulces enfrían.
- Cuanto más compacto y seco es un alimento, más calienta.
- Cuanto más húmedo y líquido, más enfría.
- Si el alimento crece en épocas frías, calienta, y si crece en épocas cálidas, enfría. De este modo, si (en Europa) consumimos los productos que crecen durante la estación de verano, estaremos comiendo cosas que refrescan. Si tomamos productos que crecen durante la época del invierno, estaremos ayudando a nuestro organismo con alimentos que lo calientan.

- Los productos que crecen en lugares fríos calientan más que los que crecen en lugares calientes.
- Los que crecen rápidamente son más fríos que los que crecen despacio.

Lo ideal es consumir principalmente alimentos neutros, ni muy fríos ni muy calientes. Sin embargo, en la mayoría de las ocasiones tomamos conjuntamente alimentos extremos: muy calientes con muy fríos. Por ejemplo, ingerimos una cantidad excesiva de carne y fritos salados (caliente) y lo acompañamos con una copa de vino (muy frío), o bien nos tomamos un zumo o una copa (muy frío) con un aperitivo salado (muy caliente), y seguro que, si has estado en el norte de España, habrás comido una fabada (muy caliente) y, de postre, un arroz con leche (muy frío). Si bien es verdad que ambos extremos se compensan, lo que hacemos es someter al cuerpo a un esfuerzo extra, a un estrés que termina debilitándonos y envejeciéndonos prematuramente. Seguro que has notado cómo, tras una comida de este tipo, te entra sueño o letargo.

El efecto de la preparación en la naturaleza energética de los alimentos:

La forma en la que cocinemos un alimento puede cambiar radicalmente su naturaleza energética, como veremos en el capítulo 5. Como norma general, hemos de tener en cuenta que cuanto más tiempo se cocina un alimento, y más elevada es la temperatura, más nos calentará cuando nos lo comamos.

Para respetar y mantener el equilibrio del organismo a lo largo de las estaciones, es importante que consumamos, principalmente, los alimentos que se encuentran en la zona media de la lista que se incluye a continuación, pues estos son los productos más neutros (en cuanto al enfriamiento-calentamiento).

Alimentos según su efecto en el organismo
LOS QUE MÁS CALIENTAN
Sal
Condimentos salados como la salsa de soja, el miso…
Huevos
Ternera, cerdo, cordero, conejo
Quesos muy curados y salados
Pato, pavo, pollo
Pescado de mar
Pescado de agua dulce
Cefalópodos y mariscos
Mijo, trigo sarraceno
Centeno
Avena
Espelta, quinua, amaranto
Arroz
Legumbres de zonas frías
Legumbres de zonas calientes
Algas
Verduras de raíz
Verduras de hoja
Solanáceas
Frutos secos
Leche, nata, mantequilla, queso fresco, yogur
Frutas (excepto las frutas cocinadas o deshidratadas, que serían neutras)
Frutas tropicales
Aceite
Zumo de frutas
Especias de zonas calientes
Café y té
Azúcar blanco
Alcohol
Químicos: pesticidas, conservantes…
Drogas y medicamentos
LOS QUE MÁS ENFRÍAN

GRUPOS SANGUÍNEOS Y ALIMENTACIÓN

En mi experiencia, y en líneas generales, he comprobado que el grupo sanguíneo al que pertenecemos es un buen indicador de qué tipo de alimentos nos van a favorecer y cuáles nos van a perjudicar. En este capítulo no pretendo hacer una guía exhaustiva, sino ofrecer unas pinceladas básicas que sirvan de orientación.

Grupo O

Es el grupo sanguíneo más carnívoro. Su sistema digestivo está preparado para digerir todo tipo de carnes y proteínas animales.

Alimentos a consumir

- ✓ Frutas y verduras* en abundancia (ver excepción)
- ✓ Carnes magras exceptuando el cerdo
- ✓ Pescado y marisco** (ver excepciones)
- ✓ Quesos frescos de cabra, ocasionalmente

Alimentos a evitar

- ✓ Lácteos, quesos y huevos
- ✓ Trigo, centeno, cebada, avena y derivados: pastas, panes, bollería, galletas...
- ✓ Maíz y cereales; se puede consumir espelta, quinua, amaranto y arroz de calidad, con moderación y siempre que no haya enfermedades autoinmunes
- ✓ Bebidas gaseosas y café
- ✓ **Pulpo, salmón ahumado, caviar y pez gato, así como pescado salado, desecado o en conserva
- ✓ *Pimientos, berenjenas, coles y coliflor

Grupo A

Las personas del grupo sanguíneo A presentan, por lo general, un aparato digestivo frágil que tolera mal la carne, el trigo y los lácteos. Este es el grupo que más fácilmente se puede adaptar a una dieta pobre en carnes.

Alimentos a consumir

- ✓ Fruta, cereales, legumbres y verduras
- ✓ Pescado en pequeñas cantidades
- ✓ Semillas oleaginosas y frutos secos, pero evitando las nueces del Brasil y los pistachos
- ✓ Derivados de la soja ecológicos

Alimentos a evitar o moderar

- ✓ Moderación con la carne y preferentemente aves
- ✓ Evitar los embutidos y los alimentos en salazón o ahumados
- ✓ Lácteos
- ✓ Alimentos precocinados
- ✓ Evitar el trigo, el centeno, la cebada y la avena y sustituir por espelta o kamut

Grupo B

Las personas del grupo B presentan un sistema inmunitario activo, con un aparato digestivo eficiente que permite seguir una dieta variada y equilibrada con lácteos.

Alimentos a consumir

- ✓ Frutas y verduras de hoja verde
- ✓ Carne magra
- ✓ Pescado
- ✓ Huevos y lácteos

Alimentos a evitar o moderar

- ✓ Pollo y cerdo
- ✓ Evitar mariscos y cefalópodos (pulpo, sepia...)
- ✓ Consumir con moderación los productos a base de trigo, cebada, centeno y maíz; mejor consumir espelta, kamut, trigo sarraceno, quinua y amaranto
- ✓ Consumir con moderación semillas y frutos secos

Grupo AB

Las personas de este grupo tienen un sistema inmunitario vulnerable, con un aparato digestivo frágil que precisa una dieta mixta moderada.

Alimentos a consumir

- ✓ Pescado y marisco (ver excepciones*)
- ✓ Lácteos, siempre y cuando se toleren bien y no produzcan mucosidad
- ✓ Frutas y hortalizas en abundancia
- ✓ Grasas vegetales de buena calidad

> **Alimentos a evitar**
>
> ✓ Carnes rojas y embutidos
> ✓ *Langosta, gambas, cangrejos, ostras, almejas, pulpo, lubina, anchoas y anguila
> ✓ Trigo, cebada, centeno, avena y derivados
> ✓ Vinagre y pimienta

Una vez que has identificado qué alimentos son los más beneficiosos en función de tu grupo sanguíneo y de su naturaleza energética, vamos a ver la mejor forma de combinarlos para potenciar su digestibilidad y asimilación de nutrientes.

LA COMBINACIÓN DE LOS ALIMENTOS

Para poder digerir correctamente los alimentos que consumimos es necesario combinarlos de manera adecuada.

Ilustraremos esto con un ejemplo: para digerir una proteína, el estómago ha de generar pectina, la cual solo puede actuar en un medio muy ácido. Asimismo, cuando masticamos un hidrato de carbono, las glándulas salivares segregan de inmediato ptialina y jugos alcalinos. Una vez masticado y tragado, necesita un medio alcalino en el estómago para poder terminar de digerirlo. De este modo, cuando comemos hidratos de carbono y proteína a la vez, los jugos ácidos y alcalinos se neutralizan entre sí. El organismo produce más ácido que nuevamente queda neutralizado, y así sucesivamente hasta que el alimento pasa al intestino. Lo que provoca este proceso es que las proteínas se pudran y los carbohidratos fermenten. Esto es causa de malas digestiones, gases, hinchazón, estreñimiento y diarreas, y de todo un cúmulo de malestar que incomoda al organismo de la persona, que no estará en condiciones de compartir su buen humor a la hora de relacionarse con los demás ni consigo misma.

En líneas generales, los alimentos combinados del siguiente modo favorecen las digestiones ligeras y la salud intestinal:

- **Verduras:**
  Combinan adecuadamente con: proteínas, grasas o hidratos de carbono.
  No combinan adecuadamente con: frutas ácidas.

- **Fruta:** mejor consumirla sola o cocinada; de no ser así, produce fermentaciones y dificulta la digestión.

- **Proteínas:**
  Combinan adecuadamente con: verduras.
  No combinan adecuadamente con: proteínas de otro tipo, grasas, frutas e hidratos de carbono.

- **Hidratos de carbono** (cereales y féculas):
  Combinan adecuadamente con: verduras y otros carbohidratos (con moderación).
  No combinan adecuadamente con: proteínas y frutas ácidas.

¿Y entonces, qué pasa con las famosas combinaciones de cereales y legumbres que se emplean en la dieta vegetariana para conseguir una proteína de calidad?

En el vegetarianismo es muy frecuente consumir grandes cantidades de cereal y legumbre mezclados en una misma comida. Esta combinación produce digestiones lentas y pesadas. Al no digerirse fácilmente, tampoco se asimila bien, lo cual produce una desnutrición paulatina.

A la larga este tipo de dieta es muy perjudicial para el hígado. El agotamiento se instala, la persona pierde ánimos y una buena parte de su alegría. Es esencial tener esto en cuenta, y saber que la mejor dieta para el hígado es la que combina verduras y proteína concentrada (de preferencia animal).

Recuerdo al hijo de una amiga que, cuando tenía 12 años, y habiendo sido criado con una dieta vegetariana estricta, un día, enfadado con su madre, se compró un chorizo (rebeldía adolescente) y se lo comió entero. Se sintió tan mal que tuvieron que llevarle al hospital y padeció un buen dolor de tripa durante varios días. Su madre enseguida sacó la conclusión de que aquel incidente verificaba lo dañina y perjudicial que resultaba la carne. Sin embargo, el estudio más atento de un médico especialista demostró que el chico tenía un sistema digestivo muy debilitado y un hígado muy «cargado». El muchacho no terminó en el hospital por el efecto del chorizo, sino por la debilidad de su hígado, que le impidió digerir correctamente la carne grasa.

Para poder alimentarse de manera sana, con una dieta vegetariana, es necesario tener muy presente la combinación adecuada de alimentos y consumir aquellos que sean ricos en proteína de calidad: tempeh, quinua... Y aun así, en la mayoría de los casos no es una opción factible, como veremos en el capítulo 5.

ALIMENTACIÓN EN CADA ESTACIÓN

Este libro ha sido escrito teniendo en cuenta las estaciones del hemisferio norte. Las estaciones son diferentes en cada país, de modo que se adaptarán las recomendaciones en función del clima de cada lugar.

En principio, aquí hemos tomado como referencia que:

- Invierno: hace frío
- Primavera: al principio hace frío, pero, según nos acercamos al verano, hace más calor
- Verano: hace mucho calor

- Otoño: en general, es templado y aumenta el frío al acercarse el invierno

Primavera

En primavera los árboles florecen y echan sus hojas. Es un momento de ligereza, de florecimiento. Un momento de influencia que tiene su importancia sobre el humor y las ganas de vivir.

La primavera es la época adecuada para depurar el organismo de los excesos que tendemos a hacer en invierno (demasiados dulces, grasas...). De no ser así, nos sentiremos tensos y alterados (puesto que estaremos demasiado *yang*). «La primavera la sangre altera».

¡Ojo! Los ayunos como medida para ayudar al hígado a depurarse de los excesos acumulados durante la época fría del invierno no son nada recomendables. En muchas ocasiones se habla de las virtudes terapéuticas del ayuno como forma de limpiarse y de adelgazar. El ayuno provoca un debilitamiento del organismo, que se ve obligado a recurrir a sus reservas de energía vital, basal. Aunque temporalmente puede ayudar a perder algo de peso, lo recuperaremos con rapidez, y normalmente ganaremos más del que teníamos antes (puesto que el metabolismo se enlentece).

La mejor manera de limpiarse es consumir más verduras combinadas con proteína de calidad y menos cereales y legumbres (eliminando, por supuesto, los cereales refinados, los lácteos, el azúcar blanco y los fritos). El hígado nos lo agradecerá y nuestro sistema nervioso también, haciéndonos sentir a gusto con nuestro cuerpo y su vitalidad natural.

Las diferencias de temperatura entre el principio y el final de la primavera pueden ser muy grandes. Hemos de adaptar, así, la alimentación a las condiciones climáticas del momento, cambiando gradualmente de una alimentación que caliente y refuerce a una más ligera que depure.

Hay que tener especial cuidado con esos días demasiado calurosos que a veces nos brinda la primavera. Porque, si bien las temperaturas son muy altas por el día, por la noche aún hace frío. Si en esos días consumimos alimentos muy *yin* (frescos), podemos sorprendernos luego con un buen resfriado.

En estos casos, cuando nos hemos pasado con alimentos fríos, es muy útil consumir media cucharadita de pasta de *umeboshi* para contrarrestar el frío.

Alimentos para consumir en primavera:

- **Verduras de temporada:** las verduras más recomendables para la primavera son las ligeramente amargas: berros, ortigas, nabos, cebollinos, alcachofas, borrajas...
  Las verduras, como en toda estación, han de ser las que se cultivan de forma natural en el lugar donde vivimos.
  En primavera son también muy recomendables los rabanitos, los champiñones, los nabos, la remolacha, los germinados, los salteados y los *pickles*.
- **Cereales:** este es el momento para dejar de cocinar los cereales a presión. Los más recomendables son los arroces de grano medio, la quinua, el amaranto, la espelta, el kamut, la cebada, así como la pasta y los panes de espelta o kamut.
- **Sabor:** todos los sabores son adecuados para la primavera, pero hemos de prestar especial atención al ácido. Este nos permitirá calmarnos, si nos sentimos tensos o de mal humor.
- **Aliños y condimentos:** buen momento para emplear el vinagre de *umeboshi* y el zumo de limón. Son muy recomendables las hierbas aromáticas frescas. El miso más adecuado para esta

estación es el mugi y el genmai miso, y cuando ya empieza a hacer calor, podemos consumir el kome y el miso blanco.
El gomasio es adecuado también en primavera.
- **Frutas:** durante la primavera aún hace frío y no hay mucha fruta de estación. Según se va acercando el verano, comienza a haber más variedad. Hay que actuar en función del clima del lugar donde vivimos y tener en cuenta que la fruta es muy fría (naturaleza *yin*) y solo es recomendable si hace calor o en preparaciones que la hagan más caliente: con sal, con kuzu, en compota...
- **Legumbres:** durante la primavera podemos comenzar a consumir legumbres cocinadas de una forma más ligera que en invierno. En ensalada, con verduras, etc.
La judía azuki es muy recomendable en esta época del año. Cocinarlas siempre con algas (kombu o wakame) y añadirles un poco de gomasio o sésamo tostado para complementar los aminoácidos. Servir siempre con verduras.
No es conveniente tomar mucha cantidad de legumbre en una comida, pues resultan pesadas e indigestas.

Derivados de la soja:

✓ El consumo de tempeh es apropiado para la primavera; conviene, no obstante, cocinarlo bien.
✓ El miso, como hemos visto, es muy recomendable para el consumo diario.

- **Formas de cocinar:** reducir la presión, los horneados y los fritos. Incrementar los salteados cortos, escaldados, hervidos y preparados al vapor. Prescindir de crudos.
- **Proteína animal:** la primavera es el momento ideal para depurar nuestro organismo, y el consumo de pescado blanco es muy

útil para ello. La mejor combinación sería con un buen plato de verduras y un poco de cereal. También es recomendable la carne blanca.
- **Algas:** emplear a diario y en pequeña cantidad. Las más adecuadas son wakame, dulce, nori, kombu, arame, etc. El agar agar, de naturaleza muy fría, se debe usar de forma esporádica y si hace calor.
- **Postres adecuados para la primavera:** todos aquellos que sean ligeros y digestivos, como cremas de cereales, arroz con leche (vegetal), tartas y compotas de frutas y frutos secos, bebidas de amazake, etc.

Y cuando se acerque el calor, se pueden empezar a consumir frutas crudas maceradas con una pizca de sal y sirope de cereales.

Verano

El verano es la época de la expansión, de la vitalidad. En la naturaleza todo vibra y se expande. Sentimos el impulso de salir al exterior, de socializarnos. Vamos a necesitar un buen aporte energético para afrontar todas las actividades que nos ofrece el verano.

La alimentación en esta época ha de ser ligera, refrescante, colorida y energética. Si abusamos de proteínas, grasas y alimentos *yang*, nos sentiremos atraídos por alimentos demasiado fríos: helados, zumos, fruta en exceso, endulzantes fuertes, etc. Estos extremos nos harán sentirnos cansados, pesados y dificultarán nuestra adaptación al calor.

Alimentos para consumir en verano:

- **Verduras de temporada:** todas las verduras propias de la estación. Son especialmente recomendables las de hojas verdes y crujientes. Es la época de los calabacines, las judías verdes, las

acelgas, los pepinos, los tomates, las berenjenas, los pimientos, etc. (No conviene abusar de las solanáceas: pimientos, berenjenas...).
- **Cereales:** los más recomendables son los arroces de grano largo como el basmati o el *jasmine,* la quinua, el kamut, la cebada, la polenta de maíz, así como la pasta en preparaciones frescas. Es también un buen momento para consumir bulgur y cuscús de espelta o kamut.
- **Sabor:** en el verano han de primar los sabores refrescantes y las texturas crujientes. El sabor que predomina es el amargo (es conveniente añadir a las ensaladas, rúcula, berros...). Hacia el final de la estación daremos mayor importancia al sabor dulce natural.
- **Aliños y condimentos:** buen momento para emplear el vinagre de *umeboshi* o de arroz, mostaza, ajo, jengibre, así como el zumo de limón. Son muy adecuadas las hierbas aromáticas frescas.

Los misos más recomendables para esta calurosa estación son los más ligeros y de fermentación más corta, el kome y el miso blanco. Si nuestra condición es muy *yin* (tendencia al frío y falta de vitalidad), podemos consumir también el genmai o el mugi miso.

Las salsas de soja *shoyu* y tamari también son adecuadas en verano. Ideales para contrarrestar los excesos de alimentos fríos que solemos hacer en esta época.
- **Frutas:** el verano es la época de las frutas por excelencia: melocotones, cerezas, albaricoques, ciruelas, etc. Es el momento más adecuado del año para consumir fruta de todo tipo. No obstante, si abusamos de ella, nos sentiremos cansados y faltos de vitalidad. Una forma de contrarrestar el frío excesivo de la fruta cruda es macerarla durante 15 -20 minutos con una pizca de sal y algún endulzante natural (siropes de cereales, azúcar rapadura, etc.).

Es también el momento ideal para consumir frutas con agar agar y batidos con leches vegetales.
- **Legumbres:** durante el verano se han de consumir las legumbres de forma ligera: en ensaladas o en forma de paté. Cocinar siempre con algas (kombu o wakame) y añadirles un poco de gomasio o sésamo tostado para complementar los aminoácidos. Servir siempre con verduras.

Derivados de la soja:

- ✓ El consumo de tempeh es recomendable en verano, pues su naturaleza es fría.
- ✓ El miso, como hemos visto, es muy apropiado para el consumo diario.

- **Formas de cocinar:** eliminar o emplear de una forma esporádica la presión, los horneados y los fritos. (¿A quién le apetece meterse en una cocina con el horno encendido?). Incrementar los salteados cortos, escaldados, hervidos y al vapor. En este momento podemos consumir crudos siempre y cuando nos lo permita nuestra condición y fuerza digestiva. Lo ideal es escaldar unos segundos en agua hirviendo las verduras que queremos comer crudas. Esto facilita mucho su digestión.
- **Proteína animal:** el consumo de pescado blanco es muy adecuado. Esta es la estación en la que se debe comer menos carne. Como hemos visto, se recomienda el consumo de tempeh y patés y ensaladas de legumbres.
- **Algas:** emplear a diario y en pequeña cantidad. Muy adecuadas para reponer las sales minerales y vitaminas que se pierden con la transpiración. Las más adecuadas son wakame, dulce, nori, kombu, arame, etc.
Es la época adecuada para consumir agar agar.
- **Postres adecuados para el verano:** todos aquellos que sean ligeros, refrescantes y digestivos: arroz con leche (vegetal), mace-

donias de frutas maceradas, batidos de amazake o de frutas y leches vegetales, aspics de frutas con agar agar, *mousse* de agar agar, etc. Según vaya avanzando el verano y nos acerquemos al otoño empezaremos a introducir dulces más neutros: calabaza, frutas horneadas, etc.

Otoño

Si nos fijamos en los procesos que tienen lugar en la naturaleza, vemos que en otoño hay una tendencia hacia el recogimiento y la interiorización.

Lo mismo ocurre con nosotros: en otoño hay una inclinación general hacia la interiorización, hacia el recogimiento. Pasamos más tiempo en casa y tendemos hacia la introspección.

La alimentación debe ser, por tanto, acorde a este movimiento, de modo que los alimentos guarden nuestro calor interno, centren y relajen.

A principios del otoño conviene limpiar el organismo de los posibles excesos del verano (dulces, zumos...), así como empezar a fortalecer el sistema inmunitario para afrontar los meses más fríos que están por llegar.

Si en otoño siguiésemos con una dieta similar a la del verano, ensaladas y frutas crudas, zumos, bebidas frescas, alimentos que tienden a expandir, a refrescar y a exteriorizar la energía, terminaríamos padeciendo rápidamente catarros y resfriados.

ALIMENTOS PARA CONSUMIR EN OTOÑO:

- **Verduras de temporada:** especialmente verduras redondas con sabor dulce. Calabaza, nabo, coles de todo tipo, coliflor, brócoli, cebolla, verduras de hoja verde...

- **Cereales:** arroz de grano corto tipo bomba o arroz dulce (glutinoso), o bien arroz de grano medio, mijo, arroz salvaje, quinua, amaranto, trigo sarraceno (a finales del otoño) y espelta.
- **Sabor:** el sabor que predomina es el dulce.
- **Aliños y condimentos:** vinagre de *umeboshi* y zumo de limón en pequeña cantidad; hierbas aromáticas secas, jengibre, nuez moscada, canela y clavo.
- **Frutas:** las propias de la estación: manzanas, peras... Al principio del otoño tenemos abundancia de fruta que se ha cosechado del verano.
  Según va haciendo más frío, hemos de reducir el consumo de fruta cruda y pasarnos a las compotas y a la fruta seca.
- **Legumbres:** un buen momento para consumir legumbres en cocciones largas. Cocinar siempre con algas (kombu o wakame) y añadirles un poco de gomasio o sésamo tostado para complementar los aminoácidos. Servir siempre con verduras. No es conveniente comer mucha cantidad de legumbre en una comida, pues resultan pesadas e indigestas y harán que nos sintamos cansados.

Derivados de la soja:

   ✓ El consumo de tempeh es apropiado en otoño, pero siempre bien condimentado con salsa de soja, o aliños o macerados salados.
   ✓ El *mugi* y el *hatcho miso* son muy adecuados para el consumo diario.

- **Formas de cocinar:** presión, estofados, salteados, vapor, cocciones largas, de forma esporádica fritos y horneados. Prescindir de crudos y usar las cocciones ligeras de forma esporádica.

- **Proteína animal:** es un momento excelente para el consumo de pescado y carne.
- **Algas:** emplear a diario y en pequeña cantidad. Prescindir del agar agar, que tiene una naturaleza muy fría.
- **Grasas:** incrementar su consumo. Utilizar a diario aceite de oliva, coco o sésamo. Emplear sésamo y pipas tostados, cremas de frutos secos tostados, frutos secos no tropicales: almendra, avellana, piñones...
- ¡Ojo! es una época estupenda para las castañas.

Invierno

El invierno es la estación más fría del año, pero, a diferencia del otoño, momento en que la tendencia es hacia la interiorización, ahora es cuando la energía empieza a activarse y a fluir. En la naturaleza se puede observar que los árboles comienzan a brotar y la energía empieza a ascender.

Es esencial remineralizarnos y fortalecernos en esta época de lo contrario surgirán los molestos catarros.

Alimentos para consumir en invierno:

- **Verduras de temporada:** el invierno es el momento ideal para consumir todo tipo de verduras: nabos, espinacas, acelgas, berza, grelos, puerros, cebollas, alcachofas, apio, brócoli, remolacha, etc. En especial son interesantes las verduras de raíz.
- **Cereales:** arroz de grano corto tipo bomba o arroz dulce (glutinoso), mijo, trigo sarraceno, espelta, quinua y amaranto.
- **Sabor:** el sabor que predomina es el salado, que podemos obtener a través del consumo de miso, algas, etc.

- **Aliños y condimentos:** es el momento de aumentar el consumo de aceite. Es muy recomendable *shoyu* o tamari (salsa de soja).
- **Frutas:** compotas de manzana o pera. La mandarina, de forma esporádica.
- **Legumbres:** un buen momento para consumir legumbres en cocciones largas.
  La más recomendable es la judía azuki. Cocinar siempre con algas (kombu o wakame) y añadirles un poco de gomasio o sésamo tostado para complementar los aminoácidos. Servir siempre con verduras.

Derivados de la soja:

  ✓ El consumo de *tempeh* es apropiado en invierno, pero siempre bien condimentado con salsa de soja, o aliños o macerados salados y en pequeñas cantidades.
  ✓ El *hatcho miso* es muy adecuado para el consumo diario.

- **Formas de cocinar:** presión, estofados, salteados largos, cocciones largas, fritos (esporádicamente, pues cargan mucho el hígado) y horneados.
  Prescindir de crudos y usar las cocciones ligeras de forma esporádica. Las verduras se han de cortar en trozos más grandes que en otras épocas del año.
- **Proteína animal:** es un momento excelente para su consumo. Siempre acompañada de un buen plato de verduras y, opcionalmente, un poco de cereal.
- **Algas:** emplear a diario y en pequeña cantidad. La más adecuada para el invierno es la *iziki*. Prescindir del agar agar, que tiene una naturaleza muy fría.
- **Postres adecuados para el invierno:** el invierno es el momento de tomar tartas de frutas, compotas de frutas y frutos secos,

galletas, bizcochos, en fin, todo tipo de dulces horneados, siempre y cuando se consuman con moderación. Las cremas dulces de cereales son muy adecuadas a la vez que digestivas. También los postres dulces elaborados con alimentos naturalmente dulces que todavía queden en los mercados: boniatos, calabaza, castañas pilongas, frutas secas...

Una vez que conocemos la naturaleza energética de los alimentos, su correcta combinación y cuáles nos convienen más en función de nuestro grupo sanguíneo, vamos a ver qué alimentos hemos de evitar y potenciar.

Capítulo 3

Alimentos que hay que evitar

GLUTEN
La problemática del gluten moderno:
(Trigo, centeno, cebada y avena)

Desde mediados del siglo pasado se ha producido un alarmante aumento de ciertas patologías como el cáncer, las alergias, las enfermedades digestivas o el estrés. También ha aparecido un gran número de extrañas enfermedades: SIDA, gripe aviar, etc. Las enfermedades autoinmunes han aumentado tanto que actualmente hay más de ochenta tipos de ellas. ¡Ochenta formas distintas en las que el cuerpo humano se ataca a sí mismo hasta el punto de dañar su salud!

La mayor parte de estos problemas se deben a:

- El gluten
- El intestino permeable
- La gran carga de toxinas a la que estamos sometidos a diario
- La forma de vida moderna, sin tiempo para estar con uno mismo ni cuidarse

Sí, el gluten es uno de los grandes «males» de la sociedad moderna. El gluten causa serios problemas a todos los niveles y contribuye además a la prevalencia del intestino permeable.

Hasta principios del siglo XX los seres humanos nos habíamos desarrollado con alimentos en su forma natural original, pero a partir de ese momento se inventó la hibridación de los cereales y otras plantas. Se crearon nuevas variedades híbridas de cereales para obtener un rendimiento más elevado. Para ello se produjeron grandes alteraciones bioquímicas en su composición, que dificultan su asimilación.

La superproducción de trigo fue capaz de alimentar a muchas personas y animales por igual. Si bien tradicionalmente los animales no comían cereales, sino pastos, gusanos, etc., a partir de ese momento comenzaron a ser alimentados con cereales, lo que permitió producir mucha más carne en la misma extensión de terreno.

No obstante, los animales no están preparados para alimentarse con cereales, por lo que enferman con mayor facilidad y se debilitan. Para evitarlo hubo que administrarles antibióticos y otras medicinas para impedir que murieran y para poder mantener la elevada producción de carne y leche que así se obtenía. ¿Resultado? Grandes cantidades de trigo, leche y carne. ¿Cómo es la dieta del occidental medio? Muy rica en trigo, leche y carne roja (de animales enfermos y debilitados).

El sistema digestivo del ser humano no estaba preparado para alimentarse de esta manera. Antiguamente consumía mucha más verduras, frutas, legumbres, semillas, frutos secos y pequeñas cantidades de carne, pescado y huevos. ¿Resultado de la citada alteración? Un aumento importante de la población, pero una disminución grande de la salud y de la calidad de vida. Poco a poco las personas han ido perdiendo su vitalidad y su salud, no solo física sino también mental. Esta mala alimentación y el aumento de toxinas que llegan al organismo llevan a que las generaciones cada vez estén más débiles y enfermas.

Pero esta situación no solo afecta a la salud física, sino también a la mental. Los trastornos emocionales y mentales no hacen más que aumentar.

Qué ha ocurrido con el gluten

Antes de estas hibridaciones las mucoproteínas del gluten tenían unas características completamente diferentes, eran compatibles y asimilables. Habíamos desarrollado, naturalmente, los procesos necesarios para metabolizarlas por completo. Ahora, sin embargo, la ingestión continua de sustancias alteradas nos están causando problemas constantes, tanto a corto como a largo plazo.

Comiendo cualquier forma de trigo de las variedades modernas estamos ingiriendo alrededor de un 15 % de proteínas de gluten y hormonas vegetales que no se degradan con facilidad. Hay segmentos del gluten no fragmentado correctamente por la digestión que son absorbidos y dispersados por la sangre. Parte de ellos serán expulsados como mucosidad intestinal o en la orina, parte por el sistema respiratorio; también a través de la piel (acné, eczemas, forúnculos, ampollas...). Pero aun así, quedan residuos mal absorbidos, como material endurecedor esclerosante, en numerosos tejidos corporales. Pueden afectar incluso al sistema nervioso. Son las sustancias que más dañan el sistema digestivo.

Todos estos procesos terminan perjudicando al intestino y haciendo sus paredes porosas, creando lo que se conoce como el «síndrome del intestino permeable». Este síndrome provoca que los nutrientes no se puedan asimilar como necesitamos y, además, que productos tóxicos de la degradación pasen al torrente sanguíneo.

Los problemas ocasionados por el trigo no terminan aquí, puesto que, por un proceso de mimetismo, el organismo de muchas personas confunde cualquier tipo de cereal o pseudocereal (incluso los que carecen de gluten) con el gluten, originando una dañina respuesta inflamatoria cada vez que los comemos.

> Si sientes que el cereal no te sienta bien o si padeces de alguna enfermedad de tipo autoinmune, te recomiendo la lectura de *La solución autoinmune*, de Amy Myers, MD.

Aunque todo este panorama no sea muy prometedor, tenemos la gran ventaja de contar con variedades de cereales antiguos que están siendo redescubiertos para el consumo humano.

Hablamos de cereales que no han sido manipulados por la industria y que conservan sus propiedades y estructura bioquímica desde hace miles de años.

La *espelta* y el *kamut* son dos notables ejemplos de ello. La espelta tiene entre un 15 y un 21 % de proteína, mucho más que el trigo y de mayor calidad. También es superior al trigo en carbohidratos complejos, hierro, potasio y vitaminas del grupo B.

Se digiere más fácilmente gracias a su mayor solubilidad en agua y a su gluten menos pegajoso y resistente. Además, contiene nutrientes que ayudan a la coagulación sanguínea y estimulan el sistema inmune. El kamut es muy parecido a la espelta en cuanto a cualidades nutricionales. Otro dato a destacar es que ambos tienen una gran resistencia a las plagas, y por esto se cultivan de forma ecológica sin dificultades.

La *quinua*, el *amaranto*, el *mijo* y el *trigo sarraceno* son otros cereales y pseudocereales cuyo consumo está aconsejado (siempre y cuando toleres bien el cereal).

Neutraliza los antinutrientes en los cereales

La forma de preparar los cereales ha cambiado sustancialmente en los dos últimos siglos y no para mejor. En la actualidad, para abaratar costes y reducir tiempos de preparación, el cereal es molido para hacer harina o inflado para ser consumido en forma de cereales de desayuno. Con la harina se hacen panes utilizando levaduras industriales o bien bizcochos y galletas con polvos químicos de hornear.

Los cereales, al igual que las semillas y legumbres, poseen antinutrientes, que son su forma de protegerse de las plagas, de los insectos e incluso de los hongos para asegurarse que su poder germinativo permanece intacto. El ácido fítico, los oxalatos, los taninos, los inhibidores enzimáticos, las lectinas y el gluten son algunos de ellos.

ALIMENTOS QUE HAY QUE EVITAR

Los antinutrientes como su nombre indica dificultan o llegan a impedirnos asimilar los nutrientes del alimento. No solo son dañinas para el organismo, sino que se cree que son responsables de una gran parte de las enfermedades de las sociedades modernas.

La forma tradicional de preparar los cereales neutralizaba los antinutrientes. La forma en la que consumimos los cereales en la actualidad no solo no los neutraliza, sino que nos expone a una carga tóxica sumamente perjudicial para nuestro intestino y organismo entero.

En países como Estados Unidos está muy de moda las dietas que excluyen todo tipo de cereales, en especial la llamada dieta paleo. Muchas personas están recuperando la salud y recuperando su peso y vitalidad gracias a dejar de consumir cereales (entre otras cosas), no obstante, una dieta carente de cereales a la larga no solo es muy difícil de llevar a cabo sino que además puede ocasionar serias deficiencias nutricionales. Y ¿a quién le gustaría tener que prescindir del pan, de los bollos, de las galletas, del arroz toda su vida?

Como a todos los grandes males existe una gran solución: volver a preparar los alimentos como se hacía en la antigüedad.

La forma en la que nuestros antepasados preparaban los cereales, la misma que aún hoy emplean los pueblos menos «desarrollados», neutralizaba los antinutrientes de manera natural y sencilla:

- El cereal entero debe ser remojado en un medio ácido (vinagre) antes de ser molido.
- El cereal debe ser germinado antes de ser molido durante al menos 48 horas.

Todos los productos elaborados con harinas han de ser fermentados lentamente y de forma natural, con levadura madre u otro tipo de fermentación lenta y natural.

Algunos antinutrientes también se neutralizan al cocer el cereal en ollas a presión.

No todos podemos permitirnos el lujo de germinar los cereales en casa antes de molerlos y dejarlos fermentar de manera natural para prepararnos panes y bollos. Los productos que nos venden como naturales, incluso en herbolarios distan bastante de haber pasado por el proceso de neutralización de los antinutrientes.

Para aquellos que no disponen de ese tiempo, en España ya se pueden encontrar panes germinados de espelta y de kamut y haciendo uso de internet no resulta difícil encontrar harinas germinadas de todo tipo de cereales. El lector podrá consultar el apartado de «Datos de interés» al final del libro.

RECUERDA

También es importante neutralizar los antinutrientes de las legumbres, los frutos secos y las semillas (pipas de girasol y calabaza, sésamo, lino, chia, etc.). Las legumbres, además de dejarse germinar durante al menos 48 horas, han de cocinarse preferiblemente en olla exprés o en olla convencional durante largo tiempo (mínimo de cinco horas).

Los cereales a evitar

Los cereales a evitar son el trigo, el centeno, la cebada y la avena.

Existe una gran controversia sobre la avena y si contiene o no gluten. En todo caso, las variedades existentes son híbridas y no son aconsejables para su consumo.

LOS LÁCTEOS

La leche es un alimento destinado a cubrir las necesidades nutricionales y afectivas de un cachorro. La humana está especialmente diseñada para los bebés humanos, la de vaca para los terneros, la de cabra para los cabritos, etc. Es un alimento perfecto hasta que el cachorro es capaz de ingerir otro tipo de alimentos por sí mismo.

El hombre es el único mamífero que continúa tomando leche después del destete y además de otra especie, ya sea esta de vaca, cabra, oveja... Pero, ¿qué efectos tiene el consumir la leche de otro animal y, además, una leche sometida a una serie de procesos que la alteran, como el UHT, la homogeneización, etc.?

Con la edad **disminuye la cantidad de la enzima necesaria para digerir la caseína**, de modo que esta va a pasar al intestino delgado parcialmente digerida. Los problemas que se derivan de todo esto son múltiples, entre otros, alergias, asma, mucosidades en órganos genitales y aparato respiratorio, sinusitis, dificultades digestivas (estreñimiento o diarrea), fatiga crónica, diabetes juvenil, inmunodepresión, etc.

La cantidad de **hormonas del crecimiento** en la leche de vaca es cuatro veces mayor que en la leche humana. Se cree que hay una conexión muy grande entre el consumo de estas hormonas y **el desarrollo de tumores**.

Para poder **digerir** la lactosa presente en los lácteos, necesitamos de la enzima lactasa. Esta se va perdiendo paulatinamente desde la infancia. (Incluso hay personas que carecen totalmente de ella desde el nacimiento).

Como podemos deducir de lo anterior, el organismo humano no está preparado para consumir lácteos después de la infancia. (Ver lo dicho al respecto en el apartado dedicado a grupos sanguíneos).

Al carecer de lactasa, la lactosa pasa sin hidrolizar a la parte baja del intestino, donde diversas bacterias se encargan de fermentarla produciendo la consabida flatulencia, la diarrea o el estreñimiento.

Si sospechas que padeces una **intolerancia a la lactosa** pero no quieres dejar de consumir lácteos, podrías hacerlo tomando productos fermentados: yogures o kefir, y mucho mejor si fuesen de cabra y de producción biológica.

A todos estos inconvenientes y problemas habría que sumar los derivados de la industrialización: el proceso UHT, la pasteurización y la homogeneización.

La **pasteurización** (calentamiento de la leche para destruir las bacterias) elimina tanto las bacterias como las vitaminas y enzimas imprescindibles para poder digerir un producto tan proteico como es la leche.

¡En un estudio en el que se alimentaba a terneros con leche pasteurizada estos no sobrevivieron más de seis semanas!

El proceso de **UHT** (calentamiento a temperaturas altísimas) destruye aún más las propiedades de la leche, pues las temperaturas son más elevadas.

La **homogeneización** (proceso por el cual se desintegran y se dividen finamente los glóbulos de grasa con el fin de que esta no se separe del resto de la leche), produce partículas tan pequeñas que van a pasar a través de las paredes intestinales sin haber sido totalmente digeridas, con los consecuentes daños. Se relaciona con la **arterioesclerosis**.

Tóxicos

A todo lo dicho anteriormente habría que añadir igualmente la cuestión de las sustancias tóxicas que tomamos al consumir leche, y que no son pocas.

Las vacas son tratadas sistemáticamente con hormonas para que produzcan más leche, con antibióticos para que no enfermen, con productos para que no las piquen los insectos; además se alimentan de piensos de dudosa calidad, llenos de pesticidas.

Las vacas, como todos los mamíferos, eliminan toxinas a través de su leche, entre las que, podemos citar: pesticidas, antibióticos, hormonas, productos químicos diversos, pus (la ley permite que contenga entre un millón y millón y medio de glóbulos blancos, ¡sí, de pus!, por mililitro); puede contener **virus y bacterias** y las toxinas que estos producen.

Los lácteos **dificultan la eliminación** de toxinas.

El tema del calcio

Nos han hecho creer que los lácteos son imprescindibles para conseguir calcio de la dieta.

ALIMENTOS QUE HAY QUE EVITAR

Si esto fuera así, ¿cómo puede ser que los países que más padecen osteoporosis sean aquellos que consumen más lácteos? A mayor cantidad de lácteos consumidos en un país, mayor es el índice de osteoporosis de sus habitantes.

Para poder asimilar el calcio de la dieta es necesario que esté equilibrado en una proporción determinada con el fósforo y el magnesio.

Los lácteos, si bien son ricos en calcio, tienen una proporción con el fósforo que no resulta adecuada para su correcta asimilación.

Hay muchos alimentos ricos en calcio que podemos consumir: sardinas, gambas, brécol, col verde, hinojo, espinacas, apio, diente de león, puerros, acelgas, salsifíes, nabos, apio (bulbo), berros, perejil, cebollino, brotes de soja, caña de azúcar, avellanas, semillas de sésamo, semillas de girasol, iziki, wakame, kombu, agar-agar, nori, arame, almendras, legumbres...

Conviene conocer también una serie de errores alimentarios que provocan una pérdida de calcio:

- ✓ El consumo de lácteos
- ✓ El consumo de solanáceas (pimientos, tomates...)
- ✓ Un exceso de proteínas
- ✓ El vino, el vinagre y los cítricos
- ✓ Los excitantes: café, alcohol y sal (en exceso)
- ✓ Los laxantes
- ✓ El salvado, si se consume junto a productos ricos en calcio, disminuye su absorción
- ✓ El ácido oxálico también dificulta su asimilación (espinacas, remolachas, etc.)

En la actualidad los quesos suelen llevar entre sus ingredientes sales nitritadas y otros aditivos, aunque no tengan obligación de indicarlo en su composición.

Para los que deseen seguir consumiendo lácteos:

Lo ideal es consumir solo los lácteos que hayan sido elaborados con leche cruda para evitar los efectos dañinos de la pasteurización y de la homogeinización. Siempre de ganadería ecológica y de preferencia de oveja o cabra. En España es aún relativamente sencillo encontrar productores artesanales de confianza que nos aseguren los ingredientes que utilizan.

LA SOJA Y ALGUNOS DE SUS DERIVADOS

La soja ha estado muy de moda en las dos últimas décadas. Aunque ha sido constatada la falsedad de muchos de sus supuestos beneficios.

Las fuertes campañas de *marketing* de finales del siglo XX nos quisieron hacer creer que la soja era la panacea para todos los problemas. Transmitieron la idea de que constituía la base de la alimentación de los chinos y japoneses, cuando en realidad la cantidad de soja que estos pueblos consumen es mínima y suele ser únicamente en forma fermentada.

La soja se ha utilizado mucho en las dietas vegetarianas por su proteína de «alta calidad». No obstante, su calidad se ve muy limitada por su deficiencia en aminoácidos esenciales azufrados y por la presencia de inhibidores de las proteasas. En realidad, la soja presenta importantes antinutrientes que solo pueden ser totalmente neutralizados por lentos procesos de fermentación que oscilen entre los 6 meses y 3 años.

La soja es muy rica en ácido fítico, poderoso antinutriente que bloquea la asimilación de minerales tan importantes como son el calcio, el magnesio, el hierro y el zinc.

Las consecuencias del consumo habitual de soja no fermentada son: malas digestiones, déficit de crecimiento, debilidad y falta de energía, agotamiento del páncreas, carencia de vitamina B_{12}, entre otras. Una vez más, únicamente la fermentación lenta y prolongada inactiva totalmente los problemas citados anteriormente. Los pueblos orientales que consumen de forma habitual carne y pescado pueden contrarrestar la acción del ácido fítico, no así los vegetarianos, que padecen a la larga de fuertes deficiencias nutricionales.

Por si esto no fuera bastante, la soja posee lectinas en forma de hemoaglutininas que deprimen el crecimiento, generan coágulos sanguíneos y reacciones alérgicas, y alteran las paredes intestinales disminuyendo la absorción de nutrientes.

Por lo que respecta a los **minerales**, la soja posee elevadas y problemáticas concentraciones de manganeso y fósforo. El exceso del primero provoca hiperactividad y falta de concentración, espasmos, temblores e incluso comportamientos violentos. El fósforo, por su parte, está asociado al déficit de atención infantil y a la fibromialgia. Impide la absorción del calcio.

Pero quizá el mayor problema de la soja hayan sido los famosos fitoestrógenos de sus abundantes isoflavonas. Después de que nos las hayan vendido como la panacea para la menopausia, se ha demostrado, que no solo aumentan la probabilidad de padecer cáncer y leucemia, sino que además favorecen la infertilidad y alteran los ciclos menstruales.

Un estudio realizado en Japón demostró que dos cucharadas diarias de soja durante un mes bastaban para generar hipertrofia tiroidea (bocio) y pancreática, reducción del timo (que afecta al sistema inmunitario), hipotiroidismo, disminución del deseo sexual, estreñimiento, fatiga y letargo.

Este punto es especialmente importante para las personas que padecen de alergias, intolerancias o trastornos digestivos.

- La leche de soja es productora de mucosidades.
- Asimismo, produce malas digestiones; los que la consumen (la leche) se quejan de flatulencias.
- La proteína de la soja y de sus derivados no fermentados es un importante alérgeno.

- Los productos de soja no fermentados impiden la absorción intestinal del hierro y dificultan la de los alimentos que se ingieren en la misma comida.
- Interfieren también en la absorción del zinc (a excepción de los fermentados) y del yodo, por lo que es preferible consumir la soja con algas.
- La soja cruda es tóxica.
- Aunque tiene fama de ser una proteína completa, equiparable a la de la carne, y si bien es cierto que cuenta con todos los aminoácidos esenciales, no posee suficiente cantidad de cisteína y metionina. Asimismo, posee un inhibidor de la tripsina, que reduce el valor de la proteína. Este problema se podría solucionar con un calentamiento prolongado, pero sin sobrecalentarse, pues disminuiría la disponibilidad de lisina y arginina.
- Mucha de la soja que se vende en el mercado es transgénica.

Veremos ahora los derivados de la soja más frecuentes y los más problemáticos que han de ser evitados:

Leche de soja

Nos han trasladado la idea de que su consumo es algo maravilloso, capaz de resolver todos los problemas. Pero en realidad, si nos paramos a pensarlo, beber leche de soja es como coger unos garbanzos, licuarlos y beberse el preparado.

Para que sea medianamente digestiva, habría que hervirla durante largo tiempo (al menos 6 horas). Sin embargo, las leches de soja que podemos comprar y que se encuentran en los herbolarios o grandes superficies son hervidas apenas unos minutos durante su elaboración. De no ser hervida, la leche de soja sería totalmente tóxica.

Es mucho más recomendable el consumo de otro tipo de leches vegetales, como la de arroz, avena, almendra, quinua, chufa, castañas, etc.

ALIMENTOS QUE HAY QUE EVITAR

Yogures de soja

La mayor parte de los llamados yogures de soja son simplemente postres azucarados y no están fermentados. Si bien ya se pueden encontrar en el mercado yogures fermentados con bífidus activus y otros fermentos beneficiosos para la flora intestinal, su fermentación es muy corta y no eliminan los efectos perjudiciales de la soja.

La soja no es compatible con el dulce. Recordad lo que hemos dicho anteriormente respecto a la forma de combinar los alimentos: el dulce es incompatible con la proteína.

Tofu: de apariencia similar al queso fresco y de sabor neutro, el tofu se obtiene tras cocer la leche de soja y coagularla con nigari. El problema es que la leche de soja con la que se elabora no ha sido cocida el tiempo suficiente como para neutralizar los antinutrientes que posee (solo en parte, pues solo la fermentación lo logra totalmente).

Proteína texturizada

Aparte de poseer todos los inconvenientes de la soja, la proteína texturizada tiene añadidos los procesos que necesita emplear la industria alimentaria para su obtención.

CARNE DE TERNERA O CARNES ROJAS

La carne de ternera y de animales grandes en general no es recomendable, al menos no para su consumo regular. Si optas por comer carne de vaca, hazlo de animales alimentados exclusivamente con hierba y que vivan en libertad.

¿Por qué los animales grandes no son recomendables? Cuanto más grande sea el animal, más toxinas habrá acumulado a lo largo de su vida. Imagínate por un momento la cantidad de hierba que ha de comer una vaca para llegar a alcanzar su tamaño. Si tienes en cuenta que la hierba está contaminada y llena de pesticidas (incluso por el efecto de la lluvia), y que estos se acumulan en los tejidos, te darás cuenta de que es un animal muy intoxicado. Pero ahí no queda todo, a esto hay que sumarle la cantidad de antibióticos y hormonas que se les da a lo largo de su vida.

Así que comerse un filete de ternera equivale a consumir un cóctel de sustancias tóxicas bien cargado.

¿Y qué pasa con las vacas de ganadería ecológica?

Por muy ecológica que sea la ganadería, los pastos están contaminados.

Date cuenta de que la hierba crece gracias a la lluvia y que esta está llena de sustancias tóxicas que pasan a la tierra y a las plantas.

Hay otro aspecto de la carne roja, de animales grandes, a tener en cuenta: produce mucha agresividad.

¡Ojo! Si ya la sociedad actual, con su forma de vida, fomenta el estrés, el malestar, la rabia, dificultando la felicidad, consumir este tipo de carne solo acentúa esta carencia.

Su digestión no es fácil y sobrecarga el ya de por sí saturado hígado.

MANTEQUILLA

Los mamíferos hembra se liberan de sus toxinas a través de la lactancia. Es decir, eliminan toxinas en su leche. Toxinas que tienden a acumularse en la parte grasa. La mantequilla es, por tanto, un cúmulo de sustancias tóxicas.

 CURIOSIDAD

¿Sabías que para medir la contaminación ambiental mundial se toman muestras de mantequilla de cada país?

La mantequilla ecológica evita las hormonas, antibióticos, el pus y otros medicamentos, aunque no los pesticidas.

GRASA DE MALA CALIDAD

Hoy en día consumimos una gran cantidad de sustancias grasas de muy baja calidad:

- **Fritos:** es muy frecuente consumir alimentos fritos, y en la mayoría de los casos preparados con aceites de muy baja calidad y reutilizados en varias frituras. Los aceites poliinsaturados, como el de girasol, maíz, etc., sometidos a altas temperaturas, se deben evitar, pues producen inflamación en el organismo. Lo mismo ocurre con los aceites cuando se usan repetidamente. Las mejores opciones para freír serían el aceite de oliva virgen extra de primera presión en frío, el de coco o el aceite de sésamo extraído en frío. Pero, aun así, el consumo de fritos debe ser algo esporádico en nuestra dieta.
- **Grasas de uso alimenticio** del tipo utilizado en bollería industrial: son grasas saturadas y trans de muy baja calidad. Sus efectos en el organismo son muy perjudiciales.
- Las personas que consumen un exceso de **carne** y **lácteos** también están ingiriendo demasiada grasa.
- **Respecto a las grasas animales,** hemos de tener en cuenta que las sustancias tóxicas tienden a acumularse en la grasa. Es siempre mejor evitarlas. Cuando consumamos carnes grasas, como por ejemplo el cordero, es conveniente cocinarlas sin añadir aceite, de modo que suelte su propia grasa. Si es necesario podemos quitar la que vaya soltando durante su elaboración.

ALIMENTOS REFINADOS

Los cereales integrales de cultivos antiguos son, junto con las legumbres, los únicos alimentos que contienen todos los grupos importantes de elementos nutritivos que necesita el organismo: hidratos de carbono, proteínas, grasas, vitaminas, minerales y fibra.

Pero, cuidado, no ocurre lo mismo con los cereales refinados, pues están desprovistos de muchos de estos nutrientes.

Los hidratos de carbono de los cereales enteros producen una energía equilibrada y estable. No causan ningún tipo de altibajo energético ni emocional (siempre que sean cereales antiguos no sometidos a hibridaciones). Pero sí los ocasiona el consumo de hidratos de carbono simples procedentes del refinado.

Las formas modernas de refinado eliminan las partes exteriores del grano, el germen y el salvado. Conservan el albumen, compuesto principalmente de fécula, que o bien se muele para obtener harina blanca o bien se usa como grano entero. Esta manipulación provoca una pérdida considerable de vitaminas, minerales, ácidos grasos esenciales y fibra.

El cereal integral nos nutre y ayuda en la construcción de tejidos, mientras que el refinado nos desnutre y desgasta. El organismo se ve obligado a recurrir a sus reservas para poder metabolizarlo.

En la sociedad occidental actual, las enfermedades degenerativas aumentan en progresión constante. Están causadas por una desnutrición de base de los órganos fundamentales. El cereal entero previene este tipo de trastornos, nutriendo y reponiendo los elementos que son necesarios para el correcto funcionamiento del organismo.

Los cereales refinados son asimismo mucho más acidificantes que los integrales.

Entre los efectos negativos del consumo de cereales refinados encontramos: aumento de mucosidad, acidificación del organismo, desnutrición, mayor tendencia a padecer cáncer de colon y enfermedades cardiovasculares, patologías degenerativas, flatulencias, estreñimiento...

Y por supuesto no podemos olvidarnos del paladar... Y es que los cereales en su forma integral conservan no solo todos los nutrientes, sino también todo el sabor del cereal puro.

ALIMENTOS QUE HAY QUE EVITAR

En ocasiones, al hacer la transición desde una dieta refinada hacia una integral, nos desagrada el sabor. Esto es algo pasajero. Nuestro paladar ha de habituarse a los alimentos naturales. Una opción también sana y quizá más fácil de asimilar para muchos son los cereales semiintegrales, en los que se ha eliminado parte del salvado. Una vez acostumbrado, notarás cómo al volver a comer alimentos refinados el cuerpo los va a rechazar y ya no te parecerán tan apetitosos.

AZÚCARES

En la actualidad el uso del azúcar blanco o refinado se encuentra tan extendido que está produciendo problemas muy serios en la salud de los consumidores.

Para su extracción, pasa por una serie de procesos de refinado en los que se eliminan todas las sustancias nutritivas: minerales, vitaminas, proteínas y fibras propias de la caña de azúcar.

¡Ojo! Nuestro cuerpo está diseñado para interactuar con alimentos completos.

Cuando se encuentra con alimentos refinados como el azúcar, el cuerpo se las ingenia para completarlos y extraer estas sustancias nutritivas que le faltan de los otros alimentos que ingerimos a la vez que el azúcar, o bien, del mismo organismo (dientes, huesos, tejidos...).

Así perdemos principalmente vitaminas del grupo B, calcio, fósforo, hierro y magnesio. Este es uno de los motivos de las caries. No solo las bacterias que atacan a los dientes se alimentan del azúcar, sino que además los dientes están más débiles debido a esta pérdida de minerales.

- El azúcar refinado desmineraliza el organismo y deteriora su energía vital.

- Su consumo habitual fatiga el hígado con sus consecuentes efectos en nuestra salud.
- Debilita el sistema inmunitario, favoreciendo las infecciones.
- Se cree que está implicado en muchos problemas, como obesidad, diabetes, afecciones cardiovasculares, gota, indigestión, dermatitis seborreica, hipoglucemia, hiperinsulismo, depresión, ansiedad, hiperactividad, etc.
- Produce dependencia: una vez que empiezas no puedes parar y su abstinencia genera «mono».
- Está muy relacionada con la hiperactividad infantil.

Fructosa

Nos la han presentado como una alternativa saludable al azúcar blanco, pero en realidad es un producto refinado y tiene los mismos inconvenientes que este. No es recomendable.

Sirope de agave

El sirope de agave que tan de moda ha estado en los últimos años parece ser que en realidad tiene un alto contenido en fructosa, pudiendo alterar las funciones hepáticas y favorecer la obesidad.

AHUMADOS Y BARBACOAS

La mayoría de los alimentos ahumados acumulan sustancias perjudiciales en su superficie, provenientes del humo. Son sustancias *potencialmente cancerígenas*.
Es conveniente reducir su consumo.

El salmón salvaje ahumado naturalmente es la única variedad que puede ser recomendable de vez en cuando, siempre y cuando haya sido ahumado con madera natural de haya sin tratar.

Los alimentos asados en la barbacoa son aún más dañinos. No ya solo por las sustancias que se les adhieren durante su preparación, sino porque en muchos casos las grasas se queman y producen sustancias cancerígenas.

Las barbacoas es mejor evitarlas, y la grasa que se quema en ellas, más.

PESTICIDAS, CONSERVANTES, COLORANTES Y OTROS ADITIVOS

La mayoría de los alimentos que consumimos están cargados de *pesticidas*.

Si bien existen normas que regulan la cantidad de residuos aceptables para la salud humana, los criterios no están lo bastante claros. No hay riesgos... ¿De qué? ¿De que se note el efecto inmediatamente?

Algunos de estos productos sintéticos no son biodegradables, y no se pueden llegar a eliminar del todo del organismo. De modo que, si una cantidad pequeña es aceptable, ¿qué pasa cuando los acumulamos en el organismo y se van sumando?

RECUERDA

Especial atención requiere aquí el tema de las cáscaras de limón y de naranja. Son tratadas con ceras no aptas para su consumo. De hecho, en las cajas lo pone, pero habitualmente no vemos las cajas. Si quieres utilizar las cáscaras para repostería, hazlo con fruta sin tratar o ecológica.

La única forma de reducir la ingesta de pesticidas (eliminarlo es imposible, ya que la lluvia los lleva y moja por igual todos los cultivos) es consumir productos de la agricultura biológica.

> Hemos de ser muy conscientes de esto: si todos consumimos productos de la agricultura biológica y nos negamos a adquirir los convencionales, entonces dejará de emplearse toda esa enorme cantidad de sustancias tóxicas para su producción.
> Imagínate el alivio que eso supondría para el planeta, y la liberación para nuestros organismos. Un organismo sano ya no necesita medicamentos.

A los pesticidas hemos de sumarles **los aditivos** que se utilizan para que los alimentos no se estropeen.

En un principio se usaban sustancias naturales como la sal, el vinagre y el limón, pero actualmente se emplea gran cantidad de aditivos químicos cuyo efecto en el organismo no está en absoluto claro.

Aditivos especialmente preocupantes son los nitratos y los nitritos que tan frecuentemente se utilizan en la alimentación. Todos los embutidos, jamón de York, bacon y muchos quesos llevan sales nitritadas. Las sales nitritadas constituyen un potencial cancerígeno. Una forma de poder contrarrestar sus efectos es consumir vitamina C a la vez. En muchas personas estas sales nitritadas producen alteraciones del sueño, taquicardias, alergias, nerviosismo, etc. Síntomas que difícilmente podemos llegar a achacar al consumo de estos productos y cuyo daño los médicos no barajan como posible. (A mí me costó más de diez años darme cuenta).

La mayoría de *los colorantes* que se utilizan en la industria alimentaria son sintéticos, y por lo tanto difíciles de eliminar por el organismo.

ALIMENTOS QUE HAY QUE EVITAR

> **Ojo al siguiente dato:** en los países nórdicos están prohibidos casi todos los colorantes sintéticos; en Estados Unidos se permiten 9, y en España, 23.

¿Te das cuenta de todos los colorantes que acumulan los niños en sus cuerpecitos, a través del consumo de caramelos y chucherías? ¿Qué efecto tiene esto a largo plazo?

Hoy en día existen todo tipo de chucherías y caramelos ecológicos y sin colorantes. Y además, son idénticos a los convencionales.

A pesar de que existen muchos y buenos *antioxidantes* naturales, en la industria alimentaria emplean otros de dudosa inocuidad.

Espesantes, emulgentes, estabilizantes son sustancias cuya toxicidad es menor, aunque algunos también tienen efectos adversos para el organismo. (Existen algunos de uso común que son naturales y provienen de algas y otras sustancias saludables).

El principal **potenciador de sabor** que se emplea hoy en día, el glutamato monosódico, es responsable de un gran número de alergias y problemas digestivos. Hasta existe una denominación para designar el síndrome causado por él: síndrome del restaurante chino.

RECUERDA

Los típicos cubitos convencionales para dar sabor a las comidas, las sopas de sobre, etc., llevan glutamato monosódico. Mejor optar por los cubitos y las sopas biológicas. Hay opciones biológicas sanas y deliciosas.

Los edulcorantes tienen bastantes efectos secundarios: problemas digestivos, mayor tendencia al cáncer...

Una vez más, en algunos países prohiben productos que en otros se venden y anuncian como perfectamente saludables.

Bueno, ya sabemos que vivimos en un mundo cargado de sustancias tóxicas y que eliminarlas del todo es imposible. No nos vamos a agobiar por eso, pero sí debemos ser conscientes de lo que comemos y de que podemos elegir reducir, en parte al menos, el consumo de sustancias dañinas.

El paso imprescindible para ser felices es cuidarnos, responsabilizarnos de nosotros mismos, algo que solo es posible cuando uno se quiere realmente.

Si, como hemos sugerido anteriormente, todos nos unimos eligiendo comer solo alimentos sanos y libres de sustancias tóxicas, al mercado mundial no le quedará más remedio que exigir a los productores y distribuidores alimentos más sanos y adecuados para conservar nuestra salud innata, imprescindible para nuestro estado de ánimo y nuestro bienestar legítimos.

¡Solo tenemos un cuerpo y nadie puede prestarnos o vendernos el suyo!

BEBIDAS QUE HAY QUE EVITAR O DISMINUIR

Bebidas alcohólicas en general

El alcohol es extremadamente frío y tiene muchos efectos negativos sobre el organismo. ¿Cuáles?

Recientemente se ha descubierto el resveratrol en ciertos vinos del tipo Pinot Noir y Cabernet Sauvignon. Es una sustancia que previene el cáncer y ciertas enfermedades cardiovasculares.

No obstante, la concentración de resveratrol solo es significativa en los vinos procedentes de climas fríos y húmedos elaborados con uvas negras y de piel fina. Y solo en los de la más alta calidad. Los vinos de Burdeos son los más apreciados.

El vino es tóxico para el hígado y para el sistema nervioso, por lo que habría que compensar los efectos beneficiosos del resveratrol con los efectos negativos de su consumo.

Café

Es el estimulante más popular y extendido. Sus efectos negativos son variados: aumenta la tendencia a la hipertensión y a los problemas digestivos.

El café descafeinado no tiene estos efectos adversos, pero está cargado de sustancias químicas tóxicas empleadas para eliminar la cafeína.

La mejor opción es el café de cereales.

Si lo que pretendemos es sustituir su acción estimulante, podemos emplear otros estimulantes suaves, como el guaraná, el jengibre, el té verde y el ginseng. Aunque la mejor opción es siempre recuperar la salud y no necesitar estimulantes externos.

Bebidas carbonatadas (con burbujas)

Dificultan seriamente la digestión y producen acidez.

Zumos

La naturaleza energética de los zumos de frutas es muy fría. Tienden a disminuir el fuego interno. Su digestión es difícil. Reducen la vitalidad y aumentan la tendencia al frío.

Cuando nos apetecen los zumos es porque llevamos una dieta en exceso *yang*, es decir, con alimentos demasiado calientes: carnes, fritos, etc.

VINAGRES

Los alimentos de sabor ácido pueden ser de tipo anabólico, en cuyo caso favorecen la asimilación de nutrientes, sin por ello hacernos aumentar de peso, y facilitan la regeneración de los tejidos; o bien pueden ser de tipo catabólico, produciendo una desmineralización del organismo y desgaste de los tejidos.

- Ácidos anabólicos: vinagre de arroz, vinagre de manzana (solo cuando es puro y sin pasteurizar), vinagre y ciruela *umeboshi*, encurtidos y limón (en cantidades moderadas)
- Ácidos catabólicos: vinagres comunes

Hoy en día está muy de moda utilizar el limón o el vinagre en ayunas para depurar el organismo y para adelgazar. En mi experiencia, hay que ser cautelosos. Si bien la ingesta moderada de limón o de ciertos vinagres puede ser beneficiosa, no debemos abusar de ellos.

No obstante, podemos obtener los mismos resultados que produce beber agua con vinagre o limón en ayunas de una forma mucho más agradable al paladar y con menos efectos secundarios. Para ello optaremos por utilizar la ciruela *umeboshie*. Bastará con tomar una pequeña cantidad deshecha bajo la lengua antes de cada comida y conseguiremos grandes beneficios, como veremos en el capítulo 4.

SOLANÁCEAS

Las solanáceas son un conjunto de plantas con un factor en común: su alto contenido en alcaloides. De entre las muchas variedades que hay, solo unas pocas son comestibles: la patata (la patata dulce no es de la misma familia, y su consumo es aconsejado), el tomate, los pimientos, la berenjena, el pimentón y la pimienta de cayena.

La solanina presente en las patatas y los tomates puede llegar a ser tan dañina que, si alimentamos a un caballo con las peladuras de patatas viejas (que tienen la piel verde y tallo germinado) puede llegar a morir.

Las solanáceas producen inflamación en los tejidos y son especialmente desaconsejadas en:

- Personas con problemas articulares
- Personas con tendencia a padecer infecciones: cistitis, herpes, etc.
- Personas con cualquier tipo de enfermedad autoinmune: alergias, lupus, enfermedad de Chron, etc.
- Personas con problemas digestivos e intestinales
- Personas con problemas de piel

A excepción de las berenjenas, el resto de las solanáceas (entre las que se incluye el tabaco) fueron importadas de América y tardaron mucho en ser aceptadas y consumidas regularmente. En la actualidad forman parte de la dieta de todo el mundo occidental.

Sugerencias para que su consumo sea lo menos perjudicial posible:

- Pelar siempre los tomates y las patatas.
- Escoger los tomates maduros y a ser posible que no tengan tonos verde en su superficie.
- Cocinar los tomates el mayor tiempo posible.
- Desechar las patatas si han germinado o si presentan color verde en su piel; el verde es señal de una alta concentración de solanina.
- Consumir solo pimientos rojos y bien cocinados.
- Elegir siempre las patatas cocidas frente a las fritas: la cocción disminuye la presencia de alcaloides, pero la fritura no.

EXCESO DE ENSALADAS

Muchas personas que quieren seguir una dieta sana y mejorar su salud escogen el consumo habitual de ensaladas para lograrlo. Y en muchas ocasiones las toman a lo largo de todo el año. No obstante, las ensaladas no siempre son una opción sana y su ingesta frecuente está desaconsejada.

Las ensaladas son para el verano

En estaciones frías el organismo precisa de su fuego interno para calentarse y protegerse de la baja temperatura exterior. Si tomamos verduras crudas, le estamos pidiendo un esfuerzo extra. Le estamos robando ese fuego interno que necesita para calentarse, para destinarlo a la digestión. Por ello, el consumo de ensaladas solo es recomendable en verano.

¿Y qué pasa con los nutrientes?

Si bien es cierto que las verduras crudas mantienen más vitaminas y minerales que las cocinadas, en la práctica, comiendo ensaladas, terminamos asimilando muchos menos nutrientes por dos razones:

- La verdura cocinada disminuye de volumen, por lo que, por lo general, consumimos más cantidad de verdura cuando esta está cocinada.
- La verdura cruda precisa de una gran fuerza digestiva y calor para ser digerida correctamente y asimilados sus nutrientes. Sin embargo, la mayor parte de las personas carece de esa capacidad para digerir de modo adecuado los alimentos crudos y, en consecuencia, para asimilar sus nutrientes.

Las ensaladas ¿son más ligeras?

En el mejor de los casos, si la ensalada está aliñada con aceite virgen extra, sal marina y quizá limón o vinagre de *umeboshi*, el resultado será sano; sin embargo, por lo general, solemos añadir más sal y aceite a una ensalada que a unas verduras cocinadas. Muchas personas aliñan sus ensaladas con aderezos ya preparados cargados de ingredientes tóxicos y nada recomendables para la salud.

Las ensaladas debilitan

Los alimentos cocinados están predigeridos, facilitan la labor al organismo. No obstante, las ensaladas, como todo lo crudo, requieren un esfuerzo extra del organismo: primero ha de calentar el alimento y después ha de digerirlo. Le roba fuerza y, si su consumo es frecuente, pueden llegar a debilitarlo y hacerlo propenso a infecciones, catarros, etc.

TRANSGÉNICOS

El consumo de alimentos transgénicos ha causado gran controversia en las últimas décadas. Hay estudios concluyentes que demuestran los efectos nocivos que la ingesta regular de alimentos transgénicos tiene en nuestra salud. Sin embargo, los ingredientes transgénicos no hacen sino aumentar cada día en nuestras despensas, y lo que es peor: no somos conscientes de ello.

La mejor forma para evitar completamente los OGM en nuestras dietas es consumir únicamente alimentos ecológicos, pero a día de hoy no están al alcance de todos los bolsillos.

En España se exige que los OGM se especifiquen en las etiquetas, pero no es obligatorio si no se supera cierta cantidad y no es necesario para todos los ingredientes. Asimismo, los animales pueden ser alimentados con soja y maíz transgénicos libremente y sin informar al consumidor.

En otros países, como Estados Unidos las exigencias son mucho más laxas o más bien inexistentes, pues no hay obligación de informar a los consumidores cuando un producto es transgénico. Además, los cultivos transgénicos son mucho más numerosos y variados: calabaza, calabacín, sandía, lino, remolacha, alfalfa, papaya, etc.

Hay una serie de cosas que puedes hacer para evitar el consumo de transgénicos:

- En Europa evita la soja y el maíz que no sean ecológicos. En otros países habrás de eliminar de la dieta también las patatas, el calabacín y la calabaza (aunque su cultivo aún es pequeño), la remolacha, los guisantes, la papaya hawaiana, la yuca y la sandía sin pepitas.
- Greenpeace confecciona listas por países con las marcas que añaden transgénicos a sus alimentos, las que no y las que se niegan a decirlo.

La carne

Una gran parte de la carne no ecológica está alimentada con OGM. Lo mismo ocurre con los peces de piscifactoría. Evitar su consumo no es tarea fácil. La forma más segura es consumir únicamente alimentos ecológicos. Otra opción es comprar a granjeros locales de confianza. El pescado, a no ser que en la etiqueta indique que su alimentación está libre de transgénicos, es mejor comprarlo salvaje.

Los lácteos

Como hemos visto, una de las formas que tienen de depurarse y de eliminar toxinas los mamíferos es a través de la leche. ¿Quién querría comerse la leche de un animal alimentado con transgénicos? Los productos lácteos ecológicos son la mejor opción.

Suplementos y vitaminas

Muchos de los suplementos y vitaminas que se comercializan habitualmente e incluso se venden en herbolarios llevan ingredientes transgénicos. Como ejemplo, una gran parte de la vitamina C se obtiene refinando el maíz. Asegúrate siempre de que en la etiqueta ponga que está libre de OGM.

Fórmulas para bebés

Sí, como lo lees, muchas de las fórmulas que se comercializan para la alimentación de los más pequeños llevan ingredientes transgénicos. También los llevan muchos cereales de desayuno, chocolates, etc.

Azúcar

Sí, por increíble que parezca, el azúcar obtenido de la remolacha es en una gran parte de origen transgénico. Para evitarlo totalmente habrás de asegurarte siempre de consumir azúcar de caña. ¿Te das cuenta de la cantidad de alimentos que llevan azúcar entre sus ingredientes? ¿Y cuántos de ellos están destinados para el consumo infantil?

La forma más segura de no consumir alimentos transgénicos es evitar comprar productos procesados, a no ser que sean de origen ecológico o de confianza. No obstante, te ofrezco aquí una lista de los ingredientes más habituales que pueden ser de origen transgénico.

Para eliminar el consumo de OGM en tu dieta y en la de tu familia, lee bien las etiquetas de todo lo que compres y evita los productos que lleven los siguientes ingredientes:

- Maíz: todos los derivados del maíz (aceite, cereales de desayuno, harina, almidón, sirope, azúcar, vitaminas, maizena, palomitas, etc.)
- Soja: todos los derivados de la soja (entre ellos, pero no solo: aceite, leche, salsa, *shoyu*, tamari, tofu, proteína de soja, tempeh, teriyaki, lecitina, suplementos de isoflavonas, etc.)
- Azúcar (todo tipo de azúcar, de remolacha, de maíz, invertido, azúcar glass, etc.) excepto el azúcar de caña, en cuyo caso ha de indicarse en la etiqueta)

- ✓ Ácido ascórbico
- ✓ Ácido cítrico
- ✓ Ácido esteraico
- ✓ Ácido fítico
- ✓ Ácido glutámico
- ✓ Ácido láctico
- ✓ Ácido oleico
- ✓ Aislado de proteína
- ✓ Aislado de soja
- ✓ Almidón (todo tipo: maíz, sorgo, modificado, etc.)
- ✓ Aminoácidos
- ✓ Aromatizantes («naturales» y «artificiales»)
- ✓ Ascorbato de sodio
- ✓ Aspartamo
- ✓ Celulosa
- ✓ Ciclodextrina
- ✓ Citrato de sodio
- ✓ Cobalamina (vitamina B12)
- ✓ Colorantes (en especial el color caramelo)

ALIMENTOS QUE HAY QUE EVITAR

- ✓ Dextrina
- ✓ Dextrosa
- ✓ Diacetilo
- ✓ Endulzantes artificiales: eritritol, aspartamo
- ✓ Extracto de malta, fenilalanina
- ✓ Fórmulas para bebés
- ✓ Fructosa
- ✓ Glicéridos
- ✓ Glicerina
- ✓ Glicerol
- ✓ Glicina
- ✓ Glucosa
- ✓ Glutamato
- ✓ Glutamato monosódico (GMS)
- ✓ Goma xantana
- ✓ Hemicelulosa
- ✓ Inositol
- ✓ Jarabe de maíz de alta fructosa
- ✓ Jarabe de malta
- ✓ Jarabe invertido
- ✓ Leche condensada (por el azúcar)
- ✓ Leche en polvo
- ✓ Lecitina
- ✓ Leucina
- ✓ Levadura de bizcochos
- ✓ Lisina
- ✓ Malitol
- ✓ Malta
- ✓ Maltodextrina
- ✓ Manitol
- ✓ Matodextrina
- ✓ Melaza
- ✓ Metilcelulosa

- ✓ Mono, di y triglicérido
- ✓ Productos de levadura (como el extracto de levadura)
- ✓ Proteína vegetal
- ✓ Proteína vegetal hidrolizada
- ✓ Proteína vegetal texturizada (TVP)
- ✓ Sacarosa
- ✓ Sorbitol
- ✓ Suero de leche
- ✓ Tocoferoles (vitamina E)
- ✓ Trehalosa (azucar)
- ✓ Treonina (amioácido)
- ✓ Vitamina C
- ✓ Vitaminas

Bueno, la lista ha sido larga, veamos ahora los alimentos que sí son recomendables para consumir a diario.

Capítulo 4
Alimentos que podemos consumir

CEREALES SIN GLUTEN Y CEREALES ANTIGUOS

Actualmente existe mucha polémica respecto al consumo de cereales. Dietas como la paleo o la sugerida por la doctora Amy Myers aconsejan eliminarlos por completo de nuestra mesa.

Llevamos ya varias generaciones en las que el consumo del trigo ha estado muy extendido y ha causado grandes estragos en los sistemas digestivos e intestinos de la población. El gluten del trigo convencional, como hemos visto en el capítulo anterior, es muy perjudicial para el organismo, que, en muchas ocasiones, termina identificándolo con un atacante, con un enemigo contra el que se ha de defender. Así, el cuerpo en cuanto detecta el gluten en su interior comienza a luchar, y produce una reacción autoinmune de tipo inflamatorio.

El problema es que el consumo de gluten ha estado tan normalizado y ha sido tan continuado que las personas, a pesar de que les sentaba mal, han seguido tomándolo. El sistema de defensas del cuerpo, por decirlo de algún modo, «se vuelve loco», está confundido y comienza a atacar por igual a otros cereales que, en otras condiciones, serían inofensivos y recomendables, como los cereales sin gluten, la espelta y el kamut.

Por ello, a todas las personas que sufran algún tipo de enfermedad autoinmune, alergia, problemas de piel, sobrepeso, infecciones recurrentes o afecciones digestivas les recomiendo que se lean el libro *La solución autoinmune,* de Amy Myers. En él la autora ofrece un plan para reducir la inflamación, regenerar los tejidos intestinales y recuperar la salud.

Para las demás personas, libres de malestar, a continuación hacemos una descripción de los cereales más recomendables. Idealmente se deben consumir semi-integrales o enteros.

Espelta

Es una variedad de trigo que no ha sido manipulada. La variedad que encontramos hoy es igual que la que se ha consumido desde hace siglos.

Podemos encontrar cultivos de espelta en el norte de España, y se conoce también con el nombre de escanda. Con su harina se pueden hacer exactamente los mismos productos que se elaboran con el trigo y, afortunadamente, ya han llegado a los mercados mundiales multitud de alimentos fabricados con esta harina, como galletas, magdalenas, pan, pasta, entre otros muchos.

Kamut

Es también una variedad antigua de trigo que no ha sido manipulado a través de los siglos. Se cree que proviene de Egipto y se cultiva en climas cálidos, por lo que se aconseja su consumo en verano. Al igual que la espelta, ya se pueden encontrar en las tiendas de dietética panes, galletas, pastas, etc., elaborados con kamut.

Arroz

Es el cereal más consumido a nivel mundial. Es también el más fácil de digerir. Merece especial mención el uso excesivo de pesticidas en sus cultivos, problema que se solucionaría consumiendo arroz de cultivo ecológico.

El arroz se puede encontrar en multitud de formas distintas. Hay grano, harina, sémola, fécula, copos, pasta, galletas, pan, tortas, leche, postres tipo yogur, etc.

También podemos encontrar diversas variedades: basmati, thai, rojo, salvaje (en realidad no es una variedad de arroz), bomba, glutinoso, etc.

El arroz es el cereal más equilibrado y neutro, es, de hecho, el alimento más neutro que podemos encontrar. No obstante, el blanco produce mucha acidez y debe ser evitado.

Mijo

No contiene gluten. Muy rico en hierro, fósforo y vitamina A. Es un alimento que calienta mucho y su consumo es muy adecuado en los meses fríos o cuando nos sentimos débiles y sin fuerza. Se encuentra en grano, copos, harina, etc.

Maíz

No contiene gluten. Su consumo debería de ser moderado. No siempre es fácil de digerir y carece de vitamina B_3. Es un cereal para el verano.

En el mercado se encuentra maíz en grano, inflado, harina, maizena, galletas, tortas, nachos, pasta, etc.

Trigo sarraceno

No contiene gluten. A pesar de su nombre, no tiene nada que ver con el trigo. En realidad, es el fruto de una hierba. Muy rico en proteínas. Se consume mucho en el norte de Europa, en climas fríos. Mejor tomarlo en épocas frías del año.
Encontramos el grano, la harina, las pastas, etc.

Quinua

Al igual que el trigo sarraceno, no es un cereal, sino un fruto. No contiene gluten.

La quinua era uno de los alimentos básicos en la dieta de los incas; para ellos era un alimento sagrado. Es muy energetizante y se recomienda su consumo frecuente.

Una de las principales ventajas de la quinua es que posee una proteína de enorme calidad. También, grandes cantidades de lisina, metionina y cisteína, que son los aminoácidos que normalmente escasean entre los cereales. Además, es muy rica en hierro, magnesio, fósforo y calcio. Mezclada con una pequeña cantidad de algún cereal, obtenemos una proteína de gran calidad.

Actualmente podemos encontrar el grano, la harina, los copos, quinua inflada, leche de quinua, etc.

Amaranto

No contiene gluten. Era el alimento principal del pueblo azteca, que lo consideraba un grano sagrado. Al igual que la quinua, es muy energetizante y su consumo regular es recomendable.

Es muy rico en lisina, deficiente en la mayoría de los cereales, pero es pobre en leucina, que es un aminoácido presente en casi todos ellos. La combinación del amaranto con un cereal resulta en una proteína de alto valor biológico, similar a la de la carne.

Se encuentra en forma de grano, harina, inflado y mezclado con otros cereales, en galletas, pan, etc.

Arroz salvaje

(Zizania aquatica). No es una variedad de arroz, sino el fruto de una hierba acuática que crece en China, Japón y algunas zonas de Norteamérica. No contiene gluten.
Se encuentra en grano entero y mezclado con arroz.

VERDURAS

Las verduras son, por lo general, fáciles de digerir, por lo que se recomienda su consumo variado y abundante.

Solo hemos de tener ciertas precauciones con el consumo de las solanáceas, como ya explicamos en el capítulo precedente, por su efecto inflamatorio. Estas pueden producir problemas digestivos y dolores musculares.

Como ya vimos en el apartado de los grupos sanguíneos, cada grupo tolera mejor unas verduras que otras.

Si quieres gozar de buena salud y buen humor, de un hígado en buena forma, habrás de comer verduras tanto en la comida como en la cena.

Las espinacas han de tomarse cocinadas, pues así eliminan gran parte de sus dañinos oxalatos, que pueden provocar desmineralización y problemas renales.

LEGUMBRES

Las legumbres están compuestas de proteína y carbohidratos. Son por tanto, ya en sí mismas, una combinación inadecuada. Esa es la razón de que resulten tan indigestas y no sean adecuadas para estómagos delicados.

Siempre que comamos legumbres, hemos de combinarlas con verdura y no con proteína animal. Sería bueno añadirles un trocito de alga kombu o wakame para ablandarlas y hacerlas más digestivas, así como especias carminativas: comino, hinojo, etc.

También ayuda pasarlas por el pasapuré y quitarles las pieles frotando con las manos, una vez remojadas.

La forma ideal de cocinar las legumbres sería:

- Fase 1: 24 horas en remojo
- Fase 2: Germinación (aproximadamente 48 horas), que predigiere la legumbre y modifica su estructura haciéndola más digestiva
- Fase 3: cocción lenta durante al menos 5 horas, con un trozo de alga *kombu* o *wakame* y comino

En Estados Unidos venden las legumbres ya germinadas y preparadas para su cocción, lo cual facilita mucho las cosas a la hora de consumirlas regularmente.

LOS PRODUCTOS FERMENTADOS DE LA SOJA

Como ya vimos en el apartado anterior, la soja solo debe ser consumida si ha sido previamente fermentada durante largos periodos de tiempo.

Existen algunos derivados de la soja cuyo consumo, siempre que sean productos ecológicos y que la fermentación larga esté garantizada, es muy recomendable para la salud.

Miso

Es una pasta de color oscuro y olor fuerte obtenida a partir de la fermentación prolongada de los granos de soja y sal marina con un fermento llamado *Aspergillus soyae*.

También hay misos elaborados con soja mezclada con un cereal: de cebada, de arroz, de trigo sarraceno, etc.

- Es un alimento sumamente beneficioso y altamente nutritivo.
- El miso depura, alcaliniza, remineraliza y tonifica los riñones.
- Es muy rico en enzimas digestivas, tan necesarias para hacer bien la digestión.
- Posee lactobacilos que regeneran la flora intestinal.

Efectivo contra las radiaciones

Una curiosidad respecto al miso es que es **efectivo contra las radiaciones**. En el bombardeo de Hiroshima se experimentó y se pudo observar que aquellos que habían consumido miso diariamente no contraían ningún tipo de enfermedad derivada de las radiaciones, como el cáncer.

Si has de someterte a una radiografía o similar, sería muy conveniente que consumieses miso durante un tiempo para ayudar a eliminar las radiaciones introducidas en tu cuerpo por este tipo de examen.

Es conveniente consumir miso con frecuencia y de la siguiente manera: disolver entre media y una cucharadita de miso en un plato de caldo o sopa, nada más apagar el fuego, cuando ha dejado de hervir. También se puede usar en patés. El sabor es muy agradable, parecido a los cubitos de caldo.

¡Atención!: Si se padece de hipertensión, hay que moderar su consumo, pues el miso es muy rico en sal.

Tamari

Es una salsa obtenida de la fermentación de la soja con sal marina durante aproximadamente tres años.

Tiene propiedades parecidas al miso y es muy saludable. También es muy rica en sal y se usa al final de la cocción de los alimentos.

Es mejor no usarla sobre los cereales directamente, pues es excesivamente contractiva.

Cuidado con algunas salsas de soja que encontramos en restaurantes y supermercados: suelen estar llenas de colorantes y pueden llevar glutamato monosódico (potenciador del sabor de dudosa inocuidad). Además, no han sido fermentadas de la misma manera, con lo cual pierden muchas de las propiedades beneficiosas de la salsa de soja de calidad. Sería mejor comprarla en tiendas de dietética y, a ser posible, de cultivo biológico.

Shoyu

Es la salsa de soja obtenida de la fermentación de la soja con trigo y sal marina. Sus propiedades son similares al tamari, no obstante siempre preferiremos el tamari, por carecer de gluten.

Tempeh

Se obtiene de la fermentación del grano de soja con *Rhizopus oligosporus*. Tiene propiedades antibióticas, posee enzimas y propiedades estimulantes del crecimiento. Contiene asimismo un antioxidante natural que impide que se oxiden las grasas y preserva la vitamina E.

Su consumo debería ser muy esporádico, pues su fermentación es corta.

Antes de comerlo se ha de cocer al vapor unos veinticinco minutos. También podemos encontrar tempeh «listo para su consumo», pero, aun así, es conveniente cocinarlo más tiempo.

Natto

Es un alimento fermentado con sabor similar al queso. Si bien sus propiedades benéficas son muchas, en mi experiencia su sabor y, sobre todo, textura no están muy adaptados a los gustos occidentales.

SEMILLAS Y FRUTOS SECOS

Su consumo es muy beneficioso, pero hay que tener en cuenta que poseen un 20-25% de proteínas, un 40-50% de grasas insaturadas y aproximadamente un 10-20% de hidratos de carbono, lo que hace que su digestión sea pesada.

Su consumo regular en pequeñas cantidades es muy recomendable. Un puñado pequeño al día sería suficiente para aprovechar sus propiedades.

Para un consumo regular, son recomendables las pipas de girasol, los piñones, las semillas de sésamo (en forma de gomasio), las pipas de calabaza y las almendras. Las semillas y los frutos secos, al igual que vimos con anterioridad con los cereales, también poseen antinutrientes. La mejor forma de neutralizarlos es a través de la germinación. Si bien en Estados Unidos y en el Reino Unido ya es factible adquirir los frutos y las semillas previamente germinadas, en España aún son difíciles de encontrar. Esto no quiere decir que no podamos consumirlas, solo que hemos de hacerlo en cantidades moderadas.

FRUTAS

La fruta es energéticamente fría. No debería, en principio, consumirse en grandes cantidades (alrededor de un 5% de la dieta), a no ser que vivamos en una zona tropical.

Es recomendable consumir las frutas propias del sitio donde vivimos y de la estación en la que estamos. Para los que habitan en el continente europeo (exceptuando regiones como las islas Canarias), esto supondría eliminar o consumir con moderación las frutas tropicales: plátano, piña, chirimoya, mango, papaya, etc.

En épocas frías sería conveniente comer las frutas (que haya en ese momento) de una forma adaptada al clima; por ejemplo, en compota, horneadas o secas. La fruta, al cocinarse o deshidratarse, pierde su efecto refrescante y se vuelve neutra.

Habría que hacer especial hincapié aquí en **la naranja**. Esta produce descargas biliares. Además, por su alto contenido en potasio y por tener trofismo con el sistema circulatorio, puede producir problemas en el sistema venoso, como varices.

La vitamina C

¿Y qué pasa con el famoso y típico zumo de naranja para desayunar y obtener vitamina C? Es un mito: el zumo de naranja es excesivamente ácido y no combina adecuadamente con los demás alimentos. Es muy frío.

La naranja para los resfriados

¿Y para los resfriados? Erróneamente se cree que es perfecto para el catarro por su alto contenido en vitamina C. Los resfriados son producidos por un enfriamiento del organismo, y si le damos un alimento tan frío como el zumo y, además, tan difícil de digerir, lo que conseguimos es ¡alargar el proceso!

Si lo que deseamos es consumir vitamina C, es mejor obtenerla del escaramujo, la acerola o de un suplemento natural que contenga calcio para regular la acidez. Las mandarinas y los limones son buenas opciones, pero si lo que queremos es obtener vitamina C en cantidades suficientes para que sea terapéutica, hemos de recurrir a un suplemento, ya que los cultivos y la tierra están ya tan deteriorados que los alimentos tienen muchas menos vitaminas de las que contenían originalmente.

Las frutas secas ecológicas (o al menos libres de sulfitos) representan una excelente opción; muy nutritivas y saludables todo el año. Eso sí, es preciso masticarlas muy bien.

PESCADO

El pescado más adecuado para su consumo es el blanco y de tamaño pequeño. Los pescados azules son los más contaminados, dado que las toxinas tienden a acumularse en la grasa y estos son los que más tienen.

Cuidado con el salmón, el atún y el pez espada: tienen grandes concentraciones de mercurio y otros metales pesados. En España, en un estudio realizado por la Universidad de Granada, se estudiaron distintas especies de pescado y marisco, y los resultados indicaron que la pintarroja *(Scyliorhinidae)*, el pez espada, los mejillones y los berberechos son las especies de pescado y marisco que acumulan una mayor cantidad de metales tóxicos, como mercurio y plomo. Por el contrario, la panga y el bacalao congelado son los dos tipos de pescado más seguros para ser consumidos.

Los peces pequeños se alimentan de fitoplancton y los grandes se alimentan de peces pequeños. Cuando un pez de gran tamaño se come a otro más pequeño acumula gran parte de las sustancias tóxicas (especialmente pesticidas y metales pesados) que el pequeño tenía en su cuerpo. Por lo tanto, cuanto más grande es el pez, más peces habrá comido y más toxinas tendrá acumuladas.

MARISCO Y CEFALÓPODOS

Presentan una proteína de gran calidad y son fácilmente digeribles. Entre los más recomendables se encuentran la sepia, el calamar y la almeja.

Lamentablemente, no conviene abusar del marisco, puesto que vive en los fondos marinos y estos suelen estar bastante sucios y contaminados.

CARNES

Las personas que optan por dejar de consumir carne han de tener en cuenta varios factores:

- La mayoría de las personas del mundo occidental llevan comiendo carne durante generaciones y su sistema digestivo no está preparado para alimentarse a base de una dieta vegetariana.
- Como veremos más adelante, aunque la transición hacia el vegetarianismo sea paulatina y se vaya haciendo de una manera meticulosa, tiende a crear deficiencias físicas importantes que luego se traducen en un malestar general.
- Como ya vimos en el apartado de los grupos sanguíneos, el grupo A es el único que puede adaptarse a una dieta vegetariana, y siempre en función del lugar donde viva, su tipo de actividad y el clima.

Yo recomiendo únicamente el consumo de carne (racional y moderado) de animales de ganadería ecológica que hayan crecido en libertad y libres de antibióticos. Animales felices. Ya sabes que de lo que se come se cría.

Las carnes más recomendables son:

- **El pollo:** aquí hacemos mucho hincapié en que sean pollos ecológicos (o al menos de corral). Los pollos convencionales sufren brutalidades en su crianza, son engordados a la fuerza, les dan antibióticos desde que nacen, hormonas, etc. En fin, dejar de comprar este tipo de pollos evitaría que continúe su maltrato y el de nuestro organismo.

La diferencia entre un pollo de corral y uno ecológico es que el de corral puede ser tratado con antibióticos y hormonas y alimentado con cereales transgénicos, mientras que el ecológico no.

- **Conejo:** la carne de conejo es muy adecuada, pero difícil de encontrarla de ganadería ecológica.
- **Pavo:** carne blanca poco grasa. Recomendable.
- **Pato:** en muchos países aún no es fácil encontrar pato de corral. Una buena opción.
- **Cerdo:** la carne de cerdo ecológica es muy recomendable para su consumo. Se puede cocinar sin ningún tipo de grasa, de modo que suelte la suya propia. Si no encontramos cerdo ecológico, al menos que sea ibérico y que haya sido alimentado con bellotas. Las granjas de cerdos convencionales crean purinas y contaminan mucho la tierra.
- **Embutidos:** ya es posible encontrar embutidos ecológicos. Los convencionales están llenos de conservantes y sustancias no recomendables entre los que se encuentran los tan dañinos nitratos y nitritos.
- **Cordero:** el mejor es el lechal, pues no ha sido alimentado con ningún tipo de pienso. Su carne es muy grasa con lo cual debe cocinarse sin aceite para que suelte su grasa natural.
- **Otras aves:** codornices, perdices, faisán, pintadas, etc., son muy recomendables para su consumo regular.

Para cerrar este apartado, resta puntualizar que no se ha de comer grandes cantidades de carne de una vez y siempre se ha de acompañar de verdura.

Para servirnos de orientación: la ración mínima de proteínas recomendada por la Organización Mundial de la Salud (OMS) para el adulto sano es de 0,8 g/kg de peso/día. De este modo, un adulto que pese 60 kilos necesitará un mínimo de unos 50 gramos de proteína (pura) al día. Por supuesto, esto depende de muchos factores como el sexo, la edad o la actividad física.

 CURIOSIDAD

¿Sabes que la alergia a la penicilina parece provenir del consumo de pollo? Las personas se sensibilizan a este antibiótico por su exposición continuada al mismo al consumir la carne del pollo convencional.

EL HUEVO

Los huevos poseen una proteína de gran calidad. No obstante, su consumo ha de ser moderado, pues es un alimento muy contractivo. Además, los huevos, por su fuerte carga hormonal, pueden ocasionar problemas en las mujeres: trastornos menstruales, quistes, etc.

Por la forma en que se cría a las gallinas, es recomendable consumir únicamente huevos ecológicos o de corral.

LÁCTEOS

Solo es recomendable el consumo de queso curado de oveja o cabra sin pasteurizar y siempre que se tolere bien y no produzca mucosidades. Para las personas del grupo sanguíneo B también puede ser adecuado tomar yogur ecológico de cabra u oveja.

Es importante encontrar un buen productor de queso que nos asegure que no utiliza conservantes ni nitratos en su producción.

BEBIDAS SALUDABLES

Tisanas

Disponemos de multitud de infusiones cuyo consumo regular es muy recomendable, entre ellas:

- Rooibos: antioxidante, antialergénico, digestivo...
- Té de tres años (bacha o kukicha): remineralizan, alcalinizan y tonifican la energía
- Té Mu: mezcla de 16 hierbas; ideal para el frío
- Té Pu-erh: adelgaza, relaja, propiedades antibióticas...
- Té verde: propiedades antioxidantes
- Manzanilla: antiespasmódica

Siempre que podamos, prepararemos las tisanas directamente con la planta y sin utilizar bolsitas. La mayoría están tratadas con cloro y pueden contener dioxinas.

Sustituto de café de cereales

Tonifica la fuerza mental. Es un buen remineralizante.

¡Ojo! No estoy hablando aquí de productos cuya base sea únicamente la achicoria como el Eko. Este provoca acidez.

Hablo de bebidas a base de cereales tostados que pueden además contener achicoria.

Leches vegetales

En la mayoría de los países occidentales el consumo de leche para desayunar, para acompañar al café, para merendar, etc., está muy extendido.

Cuando descubrimos los inconvenientes que presentan los lácteos, buscamos una alternativa saludable.

Existe una serie de leches vegetales de buen sabor y mejor digestibilidad que la de soja o la leche animal. Citaremos algunos ejemplos:

- **Leche de avena:** de sabor agradable, ligera, digestiva y muy nutritiva.
- **Leche de coco:** lo ideal es hacerla en casa. En herbolarios podemos encontrar unos paquetes de crema de coco que basta con mezclar con agua para obtener una leche de coco al 100% pura. Las leches que comercializan en las tiendas tienden a llevar un buen número de aditivos y aromas. No obstante, su consumo ha de ser reservado a los meses más cálidos por tratarse de un alimento extremo refrescante.

    ¡Ojo! Es mejor no consumir leche de coco en lata, pues puede estar cargada de dioxinas.

- **Leche de arroz:** se obtiene a partir del arroz triturado, filtrado y fermentado. De esta fermentación se deriva el sabor dulce de esta leche. Muy digestiva.
- **Leche de almendra:** muy nutritiva, rica en ácido linoleico. Sería bueno escoger una leche de almendras que no llevase azúcar ni fructosa o, mejor aún, hacerla en casa.
- **Leche de quinua:** muy nutritiva. Rica en ácido oleico y proteínas de alta calidad. El sabor es peculiar, no apto para todos los paladares.
- **Leche de sésamo:** muy rica en ácidos grasos, especialmente oleico. Buena fuente de aminoácidos esenciales.
- **Leche de avellana:** es también muy nutritiva y sabrosa. Más difícil de digerir. Se encuentra en tetrabrik y en polvo.
- **Leche de nuez:** muy alergénica. Al igual que la avellana, es nutritiva y buena de sabor.

- **Leche de castañas:** rica en calcio, fósforo y vitamina A. Muy adecuada para las personas que no pueden consumir cereales y frutos secos. Se comercializa en polvo y se puede hacer en casa.
- **Leche u horchata de chufa:** la mayoría de las horchatas convencionales llevan derivados lácteos y cantidades grandes de azúcar, lo cual desaconseja totalmente su consumo. Lo ideal sería hacerla en casa o comprarla en tiendas de dietética.

Las leches son emulsiones, una combinación de proteínas y grasas disueltas en agua, y por esto pueden resultar indigestas.

Una forma de solucionarlo sería cocerlas por un tiempo prolongado con una pizca de sal (a excepción de las leches de frutos secos), que dependerá, como ya hemos visto, del tipo de leche y de la constitución de cada uno. Aun así no se debe abusar de estas bebidas. Un vaso al día sería una cantidad adecuada. Beber siempre a pequeños sorbos y ensalivándola bien.

También existen sustitutos de la nata elaborados a base de cereales o frutos secos. Siempre serán más recomendables que otros sustitutos que estén elaborados con soja.

ALGAS

Las algas son una fuente importante de minerales, vitaminas, aminoácidos, enzimas y oligoelementos en nuestra dieta. La asimilación de sus nutrientes es muy buena, pues son evolutivamente los vegetales más antiguos.

Es recomendable tomarlas diariamente en pequeña cantidad. No se deben exceder los 10 gramos diarios de algas, pues son alimentos muy concentrados y con una gran cantidad de yodo. Solamente las personas con hipertensión, las que consuman yodo y las personas con tendencia a la sequedad, que padezcan taquicardias, deberían controlar su ingesta.

Entre sus propiedades cabe destacar:

- Contienen ácido algínico que ayuda a eliminar toxinas, son un excelente depurativo. Ayudan a eliminar los residuos que se acumulan en el organismo: residuos de lácteos, proteína animal, metales pesados, etc.
- Son remineralizantes.
- Estimulan el metabolismo.
- Ayudan a eliminar líquidos.
- Alcalinizan.
- Actúan sobre los riñones y la circulación sanguínea regulándolos y equilibrándolos.

Tipos de algas

Cochayuyo

El cochayuyo posee un agradable y suave sabor que, unido a su textura, la hace muy apetecible para la mayoría de los paladares. Distintos procesos para el consumo:

- ✓ *Remojo:* si se va a consumir cruda, habrá que remojarla unas 12 horas en agua y limón. Si se va a cocinar, se puede remojar entre 15 y 20 minutos.
- ✓ *Cocción:* esta varía mucho, pero la media sería unos 20 minutos. En un mismo paquete de cochayuyo podemos encontrar trozos con distintas tonalidades y, según las tonalidades, unos son mucho más duros que otros.

Iziki: (*Cystophyllium fusiforme*, clase de las *Phacophyta*)

Es el alga más rica en calcio, aunque también es muy rica en otros minerales y vitaminas. Su sabor recuerda al del pescado y puede sustituir a este en las paellas con bastante éxito.

ALIMENTOS QUE PODEMOS CONSUMIR

- ✓ *En la cocina:* se remoja durante unos 15 minutos y después se cuece durante 15 minutos más. Una vez cocida, se puede emplear de múltiples maneras, por ejemplo, salteada con cebolla para hacer una salsa; o con cebolla y zanahoria acompañando a arroz.
- ✓ *Cantidad diaria recomendada:* una cucharada sopera de alga cocinada por adulto y una cucharadita por niño.

Kombu: (*Laminaria japonica,* de las *Phacophyta*)

Rica en ácido algénico y glutámico, que ablanda las fibras de los alimentos que con ella se cocinen y potencian su sabor.

Tiene un efecto muy beneficioso sobre los sistemas venoso, nervioso y linfático. Muy rica en yodo. Efecto remineralizador.

- ✓ *En la cocina:* se usa para cocinar legumbres, para hacer sopas y caldos, y frita.
- ✓ *Cantidad diaria recomendada:* un trozo de unos 6 cm de largo, y de 2 cm para un niño.

Wakame: (*Undaria pumatifida,* de las *Phacophyta*)

Muy útil para limpiar el sistema circulatorio y muy rica en calcio y vitaminas C y B. Al igual que el alga kombu, ablanda las fibras de los alimentos con los que se cocina.

- ✓ *En la cocina:* remojarla durante 5 minutos, después cocer 15 minutos más. Muy buena en sopas. Es el alga más apropiada para las sopas de miso. Virtualmente se puede añadir a cualquier plato. Se puede pulverizar con el molinillo de café y usar como condimento. Sabor suave.
- ✓ *Cantidad diaria recomendada:* una cucharada sopera de alga troceada por persona adulta y una cucharadita por niño

Arame: (*Elsenia arborea,* clase de las *Phacophyta*)

Posee un gran efecto depurativo muy útil en trastornos de los órganos reproductores. Muy rica en calcio y yodo, puede ayudar a aliviar la hipertensión. Tiene un alto contenido en azúcares naturales.

- ✓ *En la cocina:* remojar 5 minutos y cocinar entre 5 y 20 minutos más. Se puede añadir a ensaladas, verduras, cereales, rehogar con verduras, etc.
- ✓ *Cantidad diaria recomendada*: una cucharada sopera de alga cocinada por adulto y una cucharadita por niño

Dulse: *(Palmaria palmata)*

Es muy rica en hierro, potasio, magnesio, yodo y fósforo.

- ✓ *En la cocina:* no remojar más de 2 minutos. Combina bien con casi todas las verduras, con el pescado, en sopas, frita, etc. No saltear, ya que se deshace con facilidad. Tiene un sabor muy adecuado para pulverizar con un molinillo de café y agregar a los platos ya cocinados, como condimento.

Agar-agar: (polisacárido obtenido del género *gelidium*)

No es propiamente un alga, sino un extracto obtenido de algas de la especie *gelidium*.

- ✓ *En la cocina:* tiene un efecto gelificante. Es un sustituto perfecto para hacer gelatina, aspics, mermeladas, etc. De sabor neutro. Hervir 10 minutos o hasta que se haya disuelto por completo. Se comercializa en forma de copos, en tiras o en polvo. En polvo resulta muy práctica, si se quiere aprovechar su poder gelificante.

Nori: (*Porphyra,* clase de las *Rhodophyta*)

Muy rica en vitamina A, C y B_1. Ayuda a disminuir el colesterol y a eliminar depósitos grasos. Muy rica en proteínas. Sabor suave.

- ✓ *En la cocina:* se encuentra en forma de copos que se pueden espolvorear sobre cualquier plato; en forma de láminas que podemos tostar para hacer rollitos con arroz. También resulta muy sabroso envolviendo trozos de aguacate. Con ella se elabora el sushi.
- ✓ *Cantidad diaria recomendada:* un cuarto de hoja por persona y la mitad para un niño. El equivalente en copos sería de una cucharada por adulto y una cucharadita por niño.

Espagueti de mar: *(Himanthalia elongata)*

Muy rica en hierro, ayuda a regular el colesterol, aumenta las defensas y rejuvenece el organismo.

- ✓ *Remojo:* 5 minutos.
- ✓ *Cocción:* 35 minutos. Si después va a ser salteada o sofrita, la cocción se puede reducir a 10 minutos.

Muy sabrosa sobre pizzas, quiches, rellenos, rebozada y frita, en caldos, etc.

FERMENTADOS

Los alimentos fermentados restablecen el equilibrio entre los diferentes organismos que habitan en el intestino. Los fermentados son ricos en *Lactobacilus acidophilus, Lactobacilus bifidus, Lactobacilus plantarum, Lactobacilus leichmanii* y *Lactobacilus fermentum.*

La cantidad recomendada sería de una cucharada por comida. Nos van a ayudar a hacer la digestión. Se deben evitar siempre que tengamos alguna infección y no hay que exceder la cantidad recomendada.

Algunos productos fermentados, de uso común en distintas culturas, son: yogur fermentado con *Lactobacilus, Pickles,* chucrut, aceitunas, *umeboshi,* miso, tamari, shoyu, tempe, amazake, levadura, cerveza, entre otros.

RECUERDA

Las personas alérgicas o con intolerancia a la histamina pueden tener problemas con el consumo de algunos alimentos fermentados.

Se cree que el proceso de fermentación fue descubierto de forma casual hace milenios. Las bebidas alcohólicas, fruto de la fermentación, ya eran conocidas hace 10 000 años.

En todas las culturas, a lo largo de la historia, se han consumido alimentos fermentados. En regiones occidentales, las aceitunas, el vinagre, el queso, el pan, el yogur, el chucrut, la cerveza, la levadura, etc., en los países asiáticos, ciruelas, tempeh, miso, *shoyu*, salsa de pescado fermentado, alubias negras fermentadas, etc.

La fermentación se produce cuando las levaduras y las bacterias comienzan a descomponer los hidratos de carbono y proteínas del alimento en dióxido de carbono, aminoácidos y alcohol. Este proceso equivale a una predigestión de los alimentos. La sal, que se añade, impide la formación de toxinas.

El consumo regular de alimentos fermentados resulta muy beneficioso. Entre otras virtudes, se les atribuye las de restablecer el equilibrio de la flora intestinal y fortalecer el sistema digestivo.

Los alimentos fermentados cuyo consumo regular es más aconsejable serían:

Miso

Como ya vimos en el apartado de los derivados de la soja, el miso es una pasta de color oscuro y olor fuerte obtenida a partir de la fermentación prolongada de los granos de soja y sal marina con un fermento, *Aspergillus soyae*.

Como ya explicamos igualmente en el citado epígrafe, tiene un gran valor energético y nutricional. Posee gran cantidad de aminoácidos de calidad, así como de enzimas y lactobacilos que favorecen enormemente la digestión. Asimismo, resulta muy útil para eliminar radiaciones nocivas del organismo, de hecho, fue empleado tras la bomba de Hiroshima y en Chernobil tras la catástrofe nuclear.

Existen **muchas variedades de miso** en el mercado occidental:

- **Hatcho miso:** elaborado a partir de soja. Es la variedad más salada y nutritiva. Su sabor es intenso. Es muy adecuado para estaciones frías y para fortalecer el organismo.
- **Mugi miso:** elaborado a partir de soja y cebada. Su sabor es intenso aunque no tanto como el hatcho miso. Sus múltiples beneficios y cualidades hacen que su consumo diario sea muy recomendable. Es adecuado para climas templados y fríos.
- **Genmai miso:** elaborado a partir de soja y arroz integral. Su sabor es menos intenso y más dulce. Adecuado para épocas templadas y cálidas.
- **Kome miso:** elaborado a partir de soja y arroz blanco. De sabor dulzón, es adecuado para épocas cálidas.

El miso lo podemos encontrar pasteurizado o sin pasteurizar. Los mejores son los no pasteurizados, pues conservan todos sus fermentos vivos y sus propiedades intactas.

El consumo diario de miso es altamente recomendable para todos aquellos que buscan una alimentación sana y equilibrada.

Los más dulces van bien con purés y cremas de verduras, y los salados, en caldos y sopas.

Tamari

Es una salsa obtenida de la fermentación de la soja con sal marina durante unos tres años.
Sus propiedades son parecidas a las del miso, y es muy saludable. También es muy rico en sal.
Es recomendable no usarlo crudo, sino cocinado, diluido con limón o como aliño, mezclado con aceite, vinagre, etc.

Shoyu

Es la salsa de soja obtenida de la fermentación de esta con trigo y sal marina. Sus cualidades son muy similares a las del tamari.

Ciruela *umeboshi*

Es resultado de la fermentación de una ciruela verde con sal y hojas de *shiso* o perilla. Su fermentación mínima es de dos años y sus virtudes terapéuticas son muy importantes
Al ser un alimento muy concentrado, no debemos abusar de él. Se recomienda consumir entre $1/5$ de ciruela y una ciruela al día o el equivalente en pasta, entre $1/4$ y 1 cucharadita.
En el mercado se encuentran en forma de pasta, enteras, en preparados concentrados y pastillas, en polvo, como vinagre, etc.

Tempeh

Como ya vimos al hablar de la soja, se obtiene de la fermentación del grano de soja cocinado al que se le ha inoculado *Rhizopus oligosporus*.
Este fermentado es original de Indonesia, aunque su consumo se está extendiendo por todo el mundo.

Entre sus propiedades, podemos citar:

- Es rico en vitaminas del grupo B y B_{12}.
- Posee proteínas de excelente calidad.
- Es rico en isoflavonas: previene ciertos tipos de cáncer, ayuda en la menopausia, etc.
- Posee un 10% de grasas de gran calidad.
- Tiene propiedades antibióticas. Combate la disentería.
- Posee enzimas y estimula el crecimiento.
- Contiene un antioxidante natural que impide que se oxiden las grasas y preserva la vitamina E.

En el mercado se encuentra en conserva y envasado al vacío refrigerado. Antes de su consumo se ha de cocer unos 25 minutos. Se recomienda consumir tempeh una o dos veces por semana, pues, aunque es un producto fermentado, la fermentación es corta.

Natto

Es un fermentado de la soja cuyo uso se conoce hace ya más de 1 000 años.

Aunque originario de Japón, sus propiedades terapéuticas y nutricionales están haciendo que su consumo se extienda mucho por el mundo occidental. Entre sus beneficios más destacables y conocidos cabe citar:

- Actúa como preventivo en trastornos cardiacos: infartos, cardiopatías, etc.
- Previene algunos tipos de cáncer.
- Es útil para prevenir y tratar la osteoporosis.
- Es beneficioso para el intestino.
- Aporta vitamina B_{12}.
- Resulta de gran ayuda para tratar la obesidad.

El *Bacillus natto*, empleado para la obtención del natto, produce minerales, vitaminas y las enzimas nattokinasa y pirazina. Estas últimas son muy beneficiosas para el sistema circulatorio.

Kombucha

Aunque comúnmente se cree que es un hongo, es una simbiosis de levaduras y otros microorganismos. Originario de China, se extendió posteriormente por Rusia, Siberia, Japón y actualmente por toda Europa y América.

Entre sus ventajas, destacaremos:

- Regula el aparato digestivo.
- Desintoxica gracias a la presencia de ácido glucorónico.
- Mejora la artritis.
- Regenera el organismo.
- Posee efectos antivíricos y antibacterianos. Activa las defensas.
- Reduce los niveles de colesterol.
- Potencia la capacidad física y elimina las agujetas.

El kombucha normalmente no se puede comprar, sino que se consigue por intercambio. Se reproduce naturalmente y se comparte de manera gratuita. Es necesario mantenerlo y ocuparse de él para que no muera.

Pickles

Son verduras maceradas con sal y fermentadas. El tiempo de fermentación varía desde un par de semanas hasta meses. Cuanto más tiempo haya fermentado una verdura, mayores serán sus virtudes, especialmente sus cualidades desintoxicantes y contractivas.

ALIMENTOS QUE PODEMOS CONSUMIR

Los *pickles* poseen múltiples beneficios, entre los que se encuentran:

- Aportan enzimas que favorecen la digestión.
- Aportan ácido láctico.
- Son muy recomendables para el intestino, al proporcionar microorganismos beneficiosos y reequilibrar la flora intestinal. Muy útiles también en casos de inflamación intestinal y gases.
- Son importante fuente de vitamina C.
- Tonifican el hígado y el páncreas, y resultan muy beneficiosos en enfermedades del hígado como hepatitis, intoxicaciones alimenticias, etc.
- Ayudan en la digestión y el metabolismo de las grasas, proteínas y carbohidratos.
- Proporcionan concentración y claridad mental.
- Fortalecen los ojos.
- Son muy útiles para eliminar los síntomas de cansancio y pesadez tras una comida copiosa.
- Tienen un fuerte efecto depurativo y remineralizante.
- Favorecen la producción de orina y la eliminación del ácido úrico.

Uno de los *pickles* más conocidos es el chucrut, que no es otra cosa que col fermentada con sal. Aunque su uso está muy asociado a Alemania y otros países del norte de Europa, hay datos que demuestran que ya en la antigua China su consumo estaba ampliamente extendido, así como en el Imperio romano. Tomar col fermentada salvó a muchos marineros de padecer escorbuto debido a su aporte de vitamina C.

En herbolarios es fácil encontrar *pickles* de verduras en tarros de cristal. Suelen estar fermentados entre uno y dos meses y su sabor es fuerte.

Para poder estar seguros de que el *pickle* está bien hecho y no se ha estropeado, debe de estar ligeramente crujiente y nunca blando ni pegajoso.

Yogur

Es uno de los alimentos fermentados más populares. Actualmente existen en el mercado yogures elaborados con leche de vaca, oveja, cabra y avena, entre otros. El consumo de lácteos de vaca no es recomendable. Sí puede resultar beneficioso, no obstante (para el grupo B), tomar de forma esporádica yogur de oveja y cabra de ganadería ecológica. El yogur es un alimento de naturaleza muy fría y es mejor consumirlo en épocas calurosas, y solo personas con buena fuerza digestiva y sin tendencia a la acumulación de mucosidades.

Kéfir

Es un hongo que se nutre de leche y la hace fermentar. Como resultado de esta fermentación se obtiene una especie de yogur bastante ácido. Se cree que es originario del Cáucaso. Actualmente también se puede conseguir el kéfir de agua.

Amazake

Es un fermentado del arroz al que se le ha inoculado Koji (*Aspergilus orizae*). Durante la fermentación se hidrolizan los cereales y el proceso le confiere un característico sabor dulce y consistencia cremosa. También se puede elaborar con mijo y avena.

Entre sus ventajas está la de proporcionar dulzor natural a nuestra dieta. Asimismo, aporta fibra, vitaminas (especialmente del grupo B), minerales y enzimas. Es muy digestivo, ya que la fermentación predigiere el cereal y además le aporta enzimas.

El amazake es muy recomendable durante el embarazo y en épocas de crecimiento, en las que el sabor dulce es tan importante.

Se puede encontrar ya de diferentes marcas y elaborado con distintos cereales. Se toma untado sobre pan o también puede emplearse para elaborar batidos, en repostería, etc.

Leches de cereales

Las leches de cereales, por lo general, están fermentadas con koji. Los almidones del cereal se hidrolizan durante la fermentación, dando lugar a un líquido blanco y dulce. Aunque su consumo es beneficioso, no se debe abusar de ellas, pues son energéticamente muy frías. Eso sí, siempre son más recomendables que la leche animal y que la de soja.

Siropes de cereal

Los siropes están obtenidos con el mismo fermento que el amazake y las leches de cereal, el koji. Tras haber elaborado la leche de cereales, se hierve durante largo tiempo hasta que se obtiene el sirope. Entre sus virtudes hay que mencionar que aportan dulzor equilibrado sin los altibajos producidos por otros endulzantes.

Vinagre de arroz

A diferencia de otros vinagres, el de arroz es anabólico: nutre y promueve la construcción de sustancia. Los vinagres convencionales, al ser ácidos, son catabólicos: restan nutrientes al cuerpo.

RECUERDA

Los alimentos fermentados están contraindicados en personas que padezcan algún tipo de infección y en los intolerantes a la histamina.

ENDULZANTES

Existen endulzantes de origen natural y cuyo consumo no solo no resulta nocivo sino que, en pequeñas cantidades, es beneficioso. Serían los siguientes:

- **Azúcar no refinado tipo rapadura o panela:** no confundir con el azúcar moreno que venden en el supermercado e incluso en herbolarios, pues este muchas veces está refinado y mezclado con melazas para darle color. El azúcar no refinado es muy rico en vitaminas y minerales.

 CURIOSIDAD

¿Sabías que el azúcar natural previene las caries? Pues sí; los alimentos que han sido refinados, como el azúcar convencional, tienden a restaurar su estructura original y por ello, al entrar en contacto con la boca, roban a los dientes sus minerales. ¡Y esto produce caries!

Con el azúcar en su estado natural ocurre exactamente lo contrario: es un azúcar muy rico en sustancias nutritivas y refuerza la dentadura.
- **Siropes o melazas de cereales:** se obtienen por un proceso enzimático que transforma los almidones. Los más frecuentes son los de arroz, cebada y maíz.
La mejor elección. De momento solo se encuentran en tiendas de dietética.
- **Concentrado de manzana líquido:** zumo de manzana evaporado. Ligeramente ácido.
- **Amazake:** fruto de la fermentación de los cereales, se puede consumir solo o para elaborar riquísimos batidos, por ejemplo.

- **Jarabe de arce:** es la savia del arce. Ideal usado como sirope sobre tortitas, yogur, etc.
- **Stevia:** edulcorante natural, extraído de las hojas de una planta. Muy potente, su extracto tiene un poder endulzante 300 veces superior al del azúcar. Una gota basta para endulzar una taza de líquido.
La stevia, además, es buena para el hígado, regula los niveles de insulina en la sangre y mejora la resistencia frente a resfriados y gripes, al inhibir la reproducción de bacterias y virus patógenos.

    ¡Ojo! La mayor parte de la stevia que se vende incluso en los herbolarios no es más que una mezcla de edulcorantes con una pequeñísima cantidad de stevia.
    Solo es recomendable en su forma más pura.

- **Miel:** precaución si se padece de alergias al polen o acidez estomacal. Usar en pequeñas cantidades.

GRASAS Y ACEITES

A finales del pasado siglo se puso de moda eliminar o reducir mucho el consumo de grasas por ser consideradas perjudiciales para la salud y responsables de provocar sobrepeso. No obstante, esta «moda» lo único que ha logrado es que las personas sustituyan esta carencia de grasas por azúcares e hidratos de carbono que no solo no han contribuido a mejorar la salud, sino que la han empeorado y mucho, además de generar un aumento de peso más difícil de combatir.

La idea de que las grasas hacen engordar es errónea. Una cantidad adecuada de grasas sanas es fundamental para la salud y para mantenerse en un peso ideal. Lo que sí hace engordar son las malas digestiones provocadas por la incorrecta combinación de alimentos.

Por lo general, las grasas junto a los hidratos de carbono constituye la combinación que más favorece el aumento de peso.

Yo misma, durante una larga época, estuve limitando el consumo de grasas de todo tipo. Un día en que me sentía muy cansada, fui al médico, y este me recomendó hacer unos análisis. Al ver que mi nivel de colesterol bueno era sumamente bajo, el doctor me explicó que los riesgos para la salud eran aún mayores que si hubiera tenido el colesterol malo alto. Por aquel entonces, muchas veces necesitaba comer dulces e hidratos de carbono. Sentía como una ansiedad que no cesaba hasta que no tomaba alguna galleta o un bollo (ecológico, eso sí) o algo muy salado.

Bueno, mucho tiempo ha pasado desde entonces, he reincorporado diversas grasas sanas y la necesidad de comer algo dulce o salado hace años que no la siento.

Recientemente he sumado el aceite de coco a mi dieta, y sus virtudes no tienen desperdicio: son muy importantes.

El aceite de coco fue rechazado durante muchos años por su alto contenido en grasas saturadas. No obstante, el tipo de grasa saturada que posee nada tiene que ver con las grasas de cadena larga de la carne o el queso, por ejemplo. El aceite de coco contiene triglicéridos de cadena media, que también se encuentran en la leche materna. Estos ácidos grasos de cadena media pasan directamente al hígado, donde se utilizan como fuente de energía o se convierten en cuerpos cetónicos, que, entre otras cosas, se ha demostrado que tienen efectos terapéuticos en el cerebro de los pacientes con enfermedades como la epilepsia, a los que ayudan a reducir las convulsiones.

Por decirlo de una manera sencilla, la grasa del coco se transforma en energía, mientras que la de la carne o los lácteos se acumula y es más difícil de digerir.

El aceite de coco ayuda a perder peso. Los triglicéridos de cadena media tienen la virtud de acelerar el metabolismo y, si a esto le sumamos la propiedad del coco de saciar el apetito, podemos entender su efecto beneficioso en este aspecto.

El coco posee ácido láurico, que tiene la propiedad de matar bacterias, hongos y virus.

Recientes estudios científicos han demostrado que su consumo regular ayuda a frenar y a mejorar sensiblemente la función cerebral de pacientes con Alzheimer. Y además está delicioso.

Los mejores aceites para cocinar son:

- El aceite de oliva virgen extra de primera presión y extracción en frío.
- El aceite de coco virgen extra. Su intenso sabor puede sorprender a algunos. Si lo que pretendes es utilizarlo en platos salados y no quieres que todo sepa a coco, puedes emplear la versión desodorizada disponible en herbolarios.
- El aceite de sésamo de presión en frío y ecológico.

Otra forma sumamente saludable de consumir grasas es en su estado natural: coco, aguacate, semillas y frutos secos crudos, aunque aquí siempre ha de prevalecer la moderación.

Otros aceites muy sanos para consumir en crudo, siempre que sean ecológicos y extraídos en frío, son: el aceite de semillas de girasol, el de semillas de calabaza, de lino, de pepitas de uva y el de colza.

A la hora de escoger un aceite, hemos de preferir el que esté envasado en botellas de cristal oscuras, para evitar así su degradación y oxidación. Ha de haber sido extraído en frío y ser de primera presión. Es recomendable no utilizar, de ser posible, botellas de plástico.

ALIMENTOS MEDICINA

Hay una serie de productos que, si bien son alimentos, se emplean más bien por sus cualidades terapéuticas y medicinales:

Kuzu (a veces escrito *kudzu*)

Es una fécula obtenida de la raíz *Pueraria lobata (Radix puerariae)*. Originario de los bosques de China, Japón, India y del Sur de los Estados Unidos.

Sus cualidades y sus usos son numerosos, y entre ellos destacamos que:

- Regula el equilibrio intestinal: es útil tanto en casos de diarrea como de estreñimiento. Ayuda a regenerar y a mantener un buen nivel de la flora intestinal.
- Ayuda a neutralizar los excesos de tóxicos acumulados en los intestinos.
- Reduce la fiebre.
- Calma los síntomas asociados a la gripe. En este caso es aconsejable tomarse esta bebida una vez al día: ½ cucharada sopera de kuzu, 1 taza de zumo de manzana. Disolver el kuzu en el zumo de manzana. Hervir a fuego medio hasta que se espese y se quede transparente. Servir tibio. También regula la hipoglucemia.
- Es de gran ayuda en trastornos respiratorios de diversa índole: asma, rinitis, sinusitis, bronquitis, etc.
- Calma las rinitis alérgicas.
- Es muy útil en procesos infecciosos. Incluso en el sida.
- Es un buen alcalinizante, que contrarresta muchos de los excesos habituales de las dietas modernas.
- Se usa tradicionalmente para tratar diversas adicciones: tabaco, alcohol, entre otras.
- Es muy útil como tratamiento colateral en los casos de bulimia y deseo de comer compulsivo.
- Ayuda también en los problemas de la piel.

ALIMENTOS QUE PODEMOS CONSUMIR

Cómo se usa el kuzu:

Hay que diluirlo en líquido y hervirlo antes de consumirlo. Si se quiere usar para tratar problemas intestinales o de pulmón, hervir 1 cucharada rasa (15 g) de kuzu en un vaso de agua y dejar cocer 5 minutos. Para otros usos basta con cocerlo 3 minutos y usar menos cantidad (9 g).

Hay una preparación que resulta muy eficaz (aunque no apta para todos los paladares): consiste en mezclarlo con ciruela *umeboshi*. Para ello emplearemos una cucharadita colmada de kuzu disuelta en una taza de agua y la herviremos 3 minutos.

Retirar del fuego y añadir una cucharadita, no muy llena, de pasta de *umeboshi* o, en su defecto, una ciruela entera.

Si una noche hemos cenado demasiado, es muy útil tomárselo nada más levantarse al día siguiente. Limpia los intestinos y alcaliniza.

También resulta útil en el tratamiento de la gripe.

Es importante no excederse en la cantidad. Un adulto de constitución media no debe consumir más de una cucharada colmada al día, salvo que lo emplee para algún tratamiento en concreto.

La importancia de no excederse con los alimentos:

Todo alimento que nos ayuda a llegar al equilibrio, tomado en exceso, nos lleva al extremo contrario.

Pongamos un ejemplo: un día de verano muy caluroso nos bebemos un vaso de zumo fresquito. Hasta aquí todo va bien, este zumo nos ayuda a refrescarnos y a alcanzar el equilibrio.

Pero ¿y qué pasaría si siguiésemos tomando más y más zumo?

Pues que continuaríamos enfriando el cuerpo más y más hasta enfriarlo por completo, dejándolo sin fuerza digestiva y originando un gran cansancio y una mala tolerancia al calor.

Lo mismo ocurre con el kuzu y con cualquier alimento tomado en exceso. Un ejemplo que tuve la oportunidad de presenciar:

> Un día, un conocido se tomó cuatro cucharadas colmadas de kuzu y, al cabo de dos horas, tenía una fuerte sinusitis y rigidez en el cuello.

Otro ejemplo curioso que leí hace tiempo:

> Una niña, de repente empezó a toser y a toser, y nadie sabía qué le pasaba. La llevaron al médico y todo estaba bien, aunque al final le diagnosticaron erróneamente tosferina. Una experta en nutrición energética, amiga de la familia, observó que la niña tenía una bolsa de caramelos de extracto puro de regaliz y que los consumía con frecuencia. El regaliz se usa para tratar la tos, pero consumido en exceso causa el efecto contrario: tos.

En muchos casos esto es lo que ocurre con el vegetarianismo. Es relativamente habitual que una persona que ha seguido una dieta convencional (con excesos de toxinas, por ejemplo) y se pasa a una dieta vegetariana, comience a sentirse mejor, más ligero, más vital en un principio. Esto va bien hasta que uno alcanza el equilibrio, es decir, hasta que se limpia y depura. Pero después, si sigue con esta dieta, se pasará al otro lado: pasará de un exceso a una deficiencia.

Es por esto fundamental consumir alimentos que nos permitan mantenernos en equilibrio.

Ciruela *umeboshi*

Las ciruelas *umeboshi* se han venido empleando tradicionalmente durante siglos en Japón, China y Corea. Para obtenerlas, se fermentan ciruelas ume con sal y hojas de perilla *(shiso)*. La fermentación puede durar entre uno y tres años e incrementa notablemente su ácido cítrico.

ALIMENTOS QUE PODEMOS CONSUMIR

Sus beneficios son muy numerosos:

- Neutraliza los efectos dañinos de la dieta convencional. Y esto lo hace de dos formas: su ácido actúa sobre el exceso de proteínas, sal, etc. (alimentos calientes), y su sal contrarresta el exceso de alimentos fríos: dulces, zumos, por ejemplo.
- Ayuda a desintoxicar el hígado y los intestinos.
- Es muy útil para combatir el mal aliento (halitosis).
- Es recomendable en caso de anemia y deficiencia de calcio.
- Elimina el exceso de colesterol.
- Es un excelente remedio para evitar las resacas, si se consume antes de beber alcohol.
- Combate el cansancio y la fatiga crónica. El ácido cítrico que posee descompone el ácido láctico, cuyo exceso produce cansancio.
- Posee un gran poder alcalinizante: elimina el exceso de acidez en el estómago.
- Proporciona fuerza digestiva y es muy útil en problemas intestinales. Es un potente antiséptico intestinal, útil en diarreas y estreñimiento.
- Es antioxidante. Retarda el proceso natural del envejecimiento.
- Tiene gran poder desintoxicante. Ayuda a eliminar las radiaciones y toxinas.
- Estimula el funcionamiento hepático.
- Resulta muy bueno en intoxicaciones alimenticias.
- Es muy rica en sales minerales. Ayuda en la absorción de varios minerales, entre los que destaca el calcio.
- Detiene el crecimiento de las bacterias.

Cómo se usa:

El *umeboshi* lo podemos encontrar, principalmente, en forma de pasta o en ciruelas enteras. También se pueden adquirir en concentrados, en pastillas, en polvo, etc.

Es ideal cuando sentimos que hemos cogido frío de repente o en resfriados. En este caso, dejamos disolver lentamente en la boca media cucharadita de pasta.

El sabor del *umeboshi* es ideal para elaborar aliños. El vinagre de *umeboshi* resulta delicioso en la cocina.

Podemos colocar una cantidad equivalente al tamaño de un guisante de *umeboshi* debajo de la lengua antes de cada comida. Esto estimula la salivación y así mejora la digestión.

Gomasio

El gomasio es sésamo tostado con sal, molido en un mortero especial que se llama suribachi.

Tiene un gran poder para calentar el organismo. Es alcalinizante y se emplea en estados de ánimo bajos, cuando existe dificultad para conciliar el sueño, nerviosismo, etc.

No consumir si se padece de tensión alta o exceso de calor.

Setas maitake

Originarias del norte de Japón.

Poseen betaglucanos cuya principal característica es su efecto beneficioso sobre el sistema inmune.

Actualmente se emplean para:

- Tratar el cáncer y el sida.
- Paliar los efectos colaterales de la quimioterapia.
- Tratar la presión arterial alta, la diabetes, el reúma, la artritis, el colesterol elevado, trastornos cardiovasculares y del hígado, candidiasis, estreñimiento, obesidad, etc.
- Ayudar a regular las funciones endocrinas.

Reishi

El *reishi* es un hongo que crece en robles y ciruelos japoneses. Contiene ácido ganodérico que le provee de propiedades antioxidantes.

Es muy utilizado, pues se ha podido comprobar científicamente su utilidad en multitud de trastornos.

Sus principales virtudes son aumentar la actividad del sistema inmune y desintoxicar el organismo

Con fines terapéuticos, es conveniente tomarlo en forma de extracto y acompañado de vitamina C.

Shiitake

Es el hongo más fácil de encontrar para uso alimenticio. Crece de forma natural en la corteza de los árboles de varios países asiáticos. Ahora también es cultivado para su consumo.

Al igual que el maitake y el *reishi*, se emplea por su capacidad de mejorar la función del sistema inmune. También, en el tratamiento contra el cáncer y el sida, o en pacientes sometidos a quimioterapia.

Al igual que sucede con los dos hongos anteriores si se busca un fin terapéutico, es mejor consumirlo en extracto.

Miso

Ya hemos hablado del miso con anterioridad.

El miso es una pasta que se obtiene tras una fermentación más o menos prolongada de la soja, sola o combinada con algún cereal.

Sus propiedades son muy variadas y beneficiosas.

Espirulina

La espirulina es un alga microscópica que, si bien puede considerarse un alimento, suele consumirse en forma de suplemento. Además de sus innumerables beneficios nutricionales, posee dos virtudes que la hacen indispensable en la dieta diaria de cualquier persona: aumenta las defensas y la vitalidad, y ayuda a desintoxicar el organismo eliminando los tóxicos a los que estamos constantemente expuestos en nuestro día a día.

Entre sus propiedades, destacan:

- Tiene un alto valor nutritivo, siendo uno de los alimentos más completos que existen en nuestro planeta.
- Es rica en hierro asimilable.
- Es rica en antioxidantes como el betacaroteno.
- Aparte de contener grandes cantidades de vitamina E, calcio, fósforo y magnesio, contiene más betacaroteno, hierro, vitamina B_{12} y ácido gamalinoleico que cualquier otro alimento.
- Aporta ácidos grasos esenciales.
- Resulta muy eficaz en casos de desmineralización, agotamiento, sistema inmunitario debilitado y anemia.
- Tiene la virtud de desintoxicar el organismo.
- Ayuda a recuperar la vitalidad, la forma física y mejora el ánimo.
- Nutre y protege los riñones y el hígado.
- Regenera la flora intestinal.

Para un adulto medio se aconseja consumir 3 gramos de espirulina al día. En momentos de estrés, cansancio o enfermedad se puede hasta duplicar la dosis, siempre temporalmente.

Capítulo 5

La puesta en práctica

CÓMO ELABORAR UN MENÚ DIARIO

Hoy en día son muchas las personas que prescinden de desayunar, bien por que no sienten hambre al levantarse, bien porque no tienen tiempo.

En el primer caso, cuando no se tiene hambre por la mañana, suele ser debido a que se cena mucho, tarde y mal.

La cena debería de concluir antes de las 8:30 de la tarde. Pues después de esa hora la energía digestiva disminuye enormemente y el cuerpo se prepara para reposar.

De esta manera todo lo que comamos a partir de ese momento se «quedará» en el estómago toda la noche y producirá fermentaciones que van a causar distintos trastornos: alergias, mucosidad, cansancio, irritabilidad, problemas digestivos, etc.

Por ello es importante adquirir hábitos alimentarios como los siguientes:

- Desayuno abundante: en invierno de 7.00 a 9.00, y en verano de 8.00 a 10.00 horas

- Almuerzo ligero a mediodía
- Cena copiosa y nutritiva alrededor de las 7:30 horas

Dado que los horarios de algunos países son difíciles de compaginar con una alimentación como la aquí propuesta, sugerimos como otra opción razonable:

- Desayuno: en invierno de 8 a 10 y en verano de 9 a 11 horas
- Tentempié ligero a mediodía
- Almuerzo nutritivo hacia las 13.00 horas
- Merienda ligera a media tarde, alrededor de las 17:00 horas (opcional)
- Cena ligera consistente en sopas, verduras y, ocasionalmente, algo de pescado

El desayuno es el mejor momento del día para consumir cereales.
La fruta se digiere mejor a media mañana.
La comida principal, bien sea esta la cena o el almuerzo, ha de ser completa: ha de incluir verdura y proteína y, opcionalmente, carbohidratos. (Siempre de acuerdo a las proporciones adecuadas).

Es interesante **empezar cada comida con un poco de caldo** con miso. Esto ayuda a hacer la digestión, a la vez que nos aporta infinidad de nutrientes.

El **tentempié de media tarde** (merienda) puede consistir en una galleta o tortitas de arroz, pan tostado o un café de cereales, por ejemplo.

La comida que **no** sea la **principal** ha de ser similar a esta pero menos copiosa.

Hay varios aspectos a tener en cuenta a la hora de elaborar un menú:

- **El color:** en una misma comida conviene que haya alimentos de distintos colores: rojos, verdes, naranjas...
- **El sabor:** conviene que haya alimentos dulces naturales, salados, ácidos y ligeramente amargos.

- **El efecto sobre el cuerpo:** alimentos neutros, alimentos que calienten y que enfrían.
- **La humedad:** es bueno combinar alimentos secos y húmedos. Por ejemplo, los cereales, que son secos, con verduras, que son más húmedas.

Todos estos aspectos ayudan a que la comida sea equilibrada y el estado de ánimo mejore. La vitalidad será eficiente y el comportamiento, más tranquilo.

FORMAS DE COCINAR

Hay muchos estilos de cocinar.

A continuación presentaremos los más habituales, ordenados de modo que en primer lugar se encuentran los que más calientan y al final los que más enfrían.

- Horneado: es la forma que más calienta y seca el alimento; ideal para épocas frías
- Presión: la olla a presión es muy adecuada para cocer los cereales y las legumbres, sobre todo en épocas frías
- Estofados y guisos
- Cocción larga
- Fritos
- Salteado largo
- Plancha
- Cocción corta
- Salteado corto
- Escaldado
- Vapor
- Crudos

Todos ellos son sanos y es conveniente alternarlos. Cada época del año tiene un estilo de cocinar predominante.

Prestemos atención a algunos aspectos:

- Olla a presión: esta olla alcanza temperaturas muy altas, cocinando el alimento a gran velocidad. Es ideal para preparar los cereales y las legumbres pues los hace mucho más digestivos. También, para elaborar sopas de pollo que requieren una cocción larga destinada a extraer el beneficioso colágeno.
- Microondas: se ha comprobado científicamente que un alimento cocinado en un horno microondas está muerto.

Los seres humanos estamos hechos de energía, del mismo modo que la comida que ingerimos es también energía. Si un alimento está muerto, quiere decir que ya no tiene ninguna energía, con lo cual no nos alimenta. Este tipo de alimentos nos producen un enlentecimiento, cansancio, etc.

Crudo *versus* cocinado:

Los alimentos crudos no son para todo el mundo ni para todo el año. Este punto crea mucha confusión.

Se cree que si cocinamos los alimentos y, en particular, las verduras, estas pierden sus vitaminas y no nos alimentan. No obstante, si comemos alimentos crudos y no tenemos la fuerza para digerirlos, no podremos aprovechar sus vitaminas y no las asimilaremos; además, estaremos dañando nuestro hígado.

De igual modo, la cantidad de verdura cruda que solemos comer siempre es menor que la cantidad de verdura cocinada, con lo que al final estamos asimilando más sustancias nutritivas y, por consiguiente, estaremos mejor nutridos consumiendo verduras cocinadas.

Es muy frecuente la ingesta de ensaladas, zumos y fruta cruda durante todo el año. El organismo, para digerir un alimento crudo, ha de realizar un esfuerzo extra y emplear mucha energía en el proceso (de algún modo ha de cocinarlo, él mismo, en el estómago), y durante este tiempo el cuerpo entero pierde calor, vitalidad.

LA PUESTA EN PRÁCTICA

En épocas frías y templadas el organismo precisa, asimismo, energía para calentarse y protegerse frente a la temperatura exterior. Cuando consumimos crudos, estamos robándole energía al organismo para calentarse. Esto produce cansancio, debilidad, bajada de las defensas, resfriados, catarros, sensibilidad al frío, etc.

En épocas calurosas, en las que el organismo no precisa energía para calentarse (o no tanta), sí podemos permitirnos, de vez en cuando, consumir ensaladas, fruta cruda, gazpacho, etc.

Si nuestra fuerza digestiva está disminuida por algún factor, como estrés, cansancio o enfermedad, prescindiremos de crudos todo el año.

Cuando nos apetecen mucho este tipo de productos crudos en épocas frías es porque estamos consumiendo un exceso de productos calientes y, en particular, de proteína animal. Suele ser típico de personas con el hígado muy cargado.

Frescos, congelados o en conserva:

Los alimentos en conserva son alimentos muertos, que han perdido toda su energía vital.

Los alimentos congelados tienen un campo energético muy bajo; poseen una naturaleza mucho más fría que sus equivalentes frescos.

Siempre que sea posible, lo mejor es optar por alimentos frescos, reservando los congelados y las conservas para aquellos apuros en los que no tenemos tiempo de desgranar guisantes o limpiar judías verdes.

La mejor forma de conservar un alimento es deshidratarlo o prepararlo en salazón.

Cuando compremos conservas, hemos de evitar, en la medida de lo posible, las latas metálicas y plásticas. Estas pueden tener sustancias que actúan como disruptores endocrinos (hormonales) que pasan al alimento y producen efectos nocivos en el organismo.

La mejor opción es el cristal.

Veamos ahora las características que ha de tener un desayuno para ayudarnos a enfrentarnos al nuevo día con vitalidad y salud.

DESAYUNOS SANOS

Un desayuno sano ha de ser:

- **Húmedo:** puesto que llevamos al menos 8 horas sin ingerir ningún tipo de alimento ni bebida, y el cuerpo necesita hidratarse.
- **Nutritivo:** para poder desenvolvernos a gusto y sin problemas hasta mediodía.
- **Ligero y digestivo:** la energía de la mañana es ligera y ascendente, y así ha de ser el alimento que consumamos. Si el desayuno es demasiado fuerte o pesado, entonces minimizamos esta energía natural al exigirle el esfuerzo de digerirlo. Por tanto, nos sentiremos cansados y pesados.

En muchos países el desayuno tradicional está compuesto de dulces, azúcares refinados, zumos y leche. Esto está muy alejado de lo que el cuerpo necesita para funcionar adecuadamente.

Otras culturas han entendido mejor las necesidades del cuerpo y de su propio bienestar, y acostumbran a desayunar sopas o cremas de cereales.

- **Cremas de cereales:** las cremas de cereales son muy nutritivas, energetizantes, fáciles de digerir y, además, son húmedas. Los mejores cereales para hacer estas cremas son: mijo, quinua, arroz, avena y espelta.
- **Sopas de miso:** las sopas de miso se pueden hacer con verduras y/o con cereales. Aportan el organismo la humedad necesaria al despertar, centran y equilibran. Además, el miso depura y limpia residuos que puedan haber quedado del día anterior. La opción más recomendable.

- **Bebidas saludables:**
  - **Café de cereales:** es una bebida que aporta una buena cantidad de minerales, potencia la digestión y la concentración mental.
  - **Té de tres años:** ideal para aquellos que desean adelgazar, pues ayuda en la digestión de las grasas.
  - **Té Mu:** ideal para tonificar la energía.
  - **Té verde:** combate los radicales libres, ayuda en la digestión de las grasas y proporciona bienestar.
  - **Rooibos:** tiene propiedades digestivas, calmantes y antialérgicas, y su sabor es neutro y muy agradable.
  - **Té Jatoba:** tranquiliza y serena. Antialérgico.
- **Leches vegetales:** si bien son saludables sustitutos de la leche animal, no es conveniente abusar de ellas. Las leches más adecuadas para su consumo son las de coco, arroz y almendras. Se pueden usar con el café de cereales. Son más recomendables en los desayunos de verano, pues son muy frías y refrescantes.
- **Pan tostado:** otra opción saludable para un desayuno sano sería el pan de espelta o kamut. A ser posible, de levadura madre. Siempre es mejor si tostamos el pan antes de consumirlo, ya que ello facilita su digestión.

  Siempre que se consuma pan para desayunar, se ha de tomar líquido en forma de infusión, sopa o café de cereales. Se puede acompañar de dulce o salado: mermeladas naturales, patés vegetales, aceite y ajo, etc.
- **Cereales de desayuno tipo muesli:** mucho cuidado con estos cereales, pues la mayoría están totalmente crudos y van a minar nuestra fuerza digestiva. Los únicos recomendables son los tostados, tipo *crunchy* (crujientes), endulzados con siropes de cereales o sin endulzar. Aunque la mejor opción es prepararlos de forma casera.

Los desayunos en épocas frías han de ser salados y calientes, y en verano pueden ser más dulces y frescos. Si se desea tomar frutas o zumos, es mejor hacerlo a media mañana. ¡Y no de naranja!

Los zumos son alimentos extremos, muy fríos. Solo son adecuados en épocas calurosas y en pequeña cantidad. Para digerirlos correctamente hemos de ensalivarlos bien y beberlos despacio. Lo ideal es que estén a temperatura ambiente.

¿VEGETARIANISMO?

Optar por una dieta vegetariana no es adecuado para todo el mundo. Yo misma tuve que renunciar a ella hace ya décadas. Tras tres años de una alimentación estrictamente vegetariana y cuidando al máximo la correcta combinación de los alimentos y el aporte de proteínas y vitamina B_{12}, vi cómo mi salud, vitalidad y alegría iban decreciendo paulatinamente. No me resultó fácil volver a consumir carne, pues la dieta vegetariana era para mí la única opción coherente con mis principios. No obstante, en cuanto comencé a introducir proteínas animales mi salud volvió a florecer.

Anne-Marie Colbin fue una de las grandes defensoras y divulgadoras del vegetarianismo en América. Hoy en día reconoce que esta práctica no es adecuada para todo el mundo y que, de hecho, muchas personas enferman y se debilitan tanto física como psíquicamente al no consumir productos animales.

En uno de sus libros, *El poder curativo de los alimentos,* cuenta una anécdota bastante curiosa que me gustaría compartir contigo. Habitualmente el pensamiento vegetariano sostiene que los humanos no estamos preparados para el consumo de carne, debido al tamaño de los colmillos y de los intestinos. Pues bien, estando un día en un tren, y mientras conversaba con un joven, este le llamó la atención al rebatirle esta teoría, haciéndole ver que, en realidad, nuestros dientes no son aptos para el consumo de verduras, pues tenemos unos incisivos demasiado cortos. Le dijo: «Fíjate en los conejos y tampoco nuestros molares son suficientemente anchos; fíjate en los caballos y en las vacas».

También añadió que tenemos los intestinos demasiado cortos; los de la vaca miden 20 veces la longitud de su cuerpo, mientras que los de los humanos superan tan solo entre 4 y 6 veces el largo de nuestro cuerpo, al igual que sucede con los animales carnívoros.

Lo más divertido de este caso es que el chico lo remató diciéndole que la dieta sin vegetales es la más adecuada para el crecimiento espiritual: le explicó que el consumo de proteínas similares a las nuestras gasta mucha menos energía, y nos deja más tiempo y nos sitúa en mejor disposición para cuestiones espirituales.

Yo prefiero colocarme en el término medio: el ser humano es naturalmente omnívoro y la mejor dieta para el crecimiento personal es aquella que nos equilibra y se digiere fácilmente, sin excesos, con variedad y sabor. Cada uno de nosotros tendrá que encontrar la dieta que mejor se adapte a su cuerpo, a su grupo sanguíneo, a sus necesidades energéticas, a su profesión, a su estilo de vida y a sus aspiraciones.

Solamente las personas del grupo sanguíneo A tienen un sistema digestivo adecuado para digerir y asimilar convenientemente las proteínas vegetales.

La dieta vegetariana es una dieta fría que refresca mucho, por lo cual solamente puede seguirse si el clima es cálido durante todo el año.

Mi experiencia tratando y asesorando a personas vegetarianas más o menos estrictas con su dieta me ha permitido detectar en ellos lo siguiente:

- Cansancio crónico
- Inapetencia (sexual, anímica,...)
- Delgadez o exceso de peso; nunca en su peso ideal
- Rigidez mental, algo evidente en personas que habían sido vegetarianas durante muchos años.
- Enlentecimiento progresivo.

Veamos ahora cuáles son los utensilios para cocinar una comida sana y saludable.

UTENSILIOS PARA COCINAR

El mejor material para **ollas y cacerolas** es, sin duda, el **acero inoxidable**.

El tema de las **sartenes** es delicado; hay mucha controversia respecto a los materiales antiadherentes. Han salido al mercado unas sartenes de titano, que es un antiadherente sano y ecológico de apariencia inocua. Las demás no son recomendables. Existen también sartenes de acero de muy buena calidad en las que la comida no se pega.

Respecto a los moldes para el horno:

- Los moldes para tartas, bizcochos y demás más recomendables son los de **silicona natural**.
- **Los moldes de acero** no conducen bien el calor y no son muy buenos para hacer bizcochos ni magdalenas.
- Los moldes **antiadherentes** es mejor evitarlos, a no ser que sean de titano.
- Los moldes tipo **Pyrex** son buenos, pero tienen el mismo inconveniente que los de acero: no conducen bien el calor.
- **Los moldes de papel** pueden contener sustancias perjudiciales para el organismo.

Hay que erradicar completamente el **aluminio** de nuestra cocina. Es un metal pesado que pasa al alimento y se acumula en el cerebro. Está relacionado con el desarrollo de trastornos como el Alzheimer.

Las cucharas y las espátulas han de ser de **madera, acero o silicona**.

Los coladores o escurridores, de acero.

Hay que evitar el plástico siempre que se pueda.

Otros materiales sanos son **el hierro y el barro,** siempre que no estén recubiertos con esmaltes sintéticos o antiadherentes.

Parte II

RECETAS*

---

* Las recetas están pensadas para una o dos raciones.

Capítulo 6
Desayunos

- ✓ Tortitas dulces 132
- ✓ Tortitas saladas 133
- ✓ Tortitas dulces sin huevo 134
- ✓ Crema de arroz 135
- ✓ Crema dulce de cereal (arroz, mijo o quinua) 136
- ✓ *Porridge* de avena 137
- ✓ Muesli 138
- ✓ Magdalenas de desayuno 139
- ✓ Bizcocho de espelta 140

TORTITAS DULCES

Ingredientes

- ✓ 225 g de harina de un cereal (arroz, avena, amaranto, etc.)
- ✓ 300 ml de leche vegetal
- ✓ 4 cucharadas de azúcar
- ✓ 2 huevos batidos (opcional)
- ✓ 1 sobre de levadura para bizcochos

Elaboración

- En un bol añadir la harina y el azúcar tipo panela o rapadura.
- Posteriormente añadir la leche y los huevos (opcional) a la vez que mezclas con un batidor de barillas o en su defecto con un tenedor. Si optas por no añadir los huevos habrás de aumentar a cantidad de leche.
- Calentar una sartén antiadherente (ecológica) a fuego medio-alto y añadir unas gotas de aceite de coco.
- Añadir una pequeña cantidad de la masa.
- Cuando esté dorada, darle la vuelta y dejar que se haga por el otro lado.
- Recuerda añadir más aceite de coco con cada tortita que hagas.

DESAYUNOS

TORTITAS SALADAS

Ingredientes

- ✓ 225 g de harina de espelta
- ✓ 300 ml de leche vegetal
- ✓ 2 huevos batidos
- ✓ 1 cebolla
- ✓ ½ pimiento rojo
- ✓ 2 dientes de ajo
- ✓ Un poco de queso feta desmenuzado
- ✓ 1 sobre de levadura para bizcochos
- ✓ 1 cucharadita de sal

Elaboración

- ♦ Cortar todas las verduras muy pequeñitas y sofreírlas bien. Cuando estén blanditas, añadir el queso desmenuzado.
- ♦ Mezclar los demás ingredientes en un recipiente aparte. Añadir las verduras y mezclar de nuevo.
- ♦ Calentar una sartén antiadherente y echar una pequeña cantidad de la masa.
- ♦ Cuando esté dorada, darle la vuelta y dorar por el otro lado. También se pueden hacer en una plancha.
- ♦ Retirar y servir.

TORTITAS DULCES SIN HUEVO

Ingredientes
- ✓ 200 g de harina de espelta
- ✓ 300 ml de agua carbonatada
- ✓ 4 cucharadas de azúcar
- ✓ 1 sobre de levadura para bizcochos

Elaboración
- Introducir la harina y el azúcar en un bol.
- Añadir la levadura en polvo y mezclar con un tenedor.
- Echar el agua carbonatada lentamente y a la vez que removemos con un batidor.
- Calentar una sartén antiadherente (ecológica) a fuego medio-alto y añadir unas gotas de aceite de coco.
- Añadir una pequeña cantidad de la masa.
- Cuando esté dorada, darle la vuelta y dejar que se haga por el otro lado.
- Recuerda añadir más aceite de coco con cada tortita que hagas.

CREMA DE ARROZ

Ingredientes

- ✓ 1 taza de leche de almendras
- ✓ 1 cucharada de sémola de arroz
- ✓ Un poquito de ralladura de limón ecológico sin ceras
- ✓ 1 cucharada de rapadura o panela (azúcar)
- ✓ 1 cucharada de uvas pasas
- ✓ Frutos secos para servir

Elaboración

- Poner a calentar la leche y cuando rompa a hervir añadir la sémola mientras se remueve sin parar. Añadir las uvas, la esencia y la miel.
- Hervir cinco minutos.
- Servir con frutos secos.

Variaciones. En lugar de uvas pasas puedes añadir bayas goji, trocitos de dátiles o ciruelas o albaricoques.

¡**Ojo!** Las frutas deshidratadas han de ser de cultivo ecológico para evitar que les añadan sulfatos. Su color será menos atractivo, pero su sabor y propiedades son inigualables.

CREMA DULCE DE CEREAL (ARROZ, MIJO O QUINUA)

Ingredientes
- ✓ 1 taza de arroz integral
- ✓ 4 tazas de agua o leche de arroz
- ✓ Canela
- ✓ Cáscara de limón
- ✓ Uvas pasas
- ✓ Leche de almendras
- ✓ Sirope de arroz o cebada

Elaboración
- Poner a cocer el arroz en el agua con la canela, la piel del limón y las uvas durante 45 minutos en olla a presión.
- Servir con sirope de arroz y un poco de leche de almendra.

Opción: disponer la crema en una fuente para el horno y gratinar durante 20 minutos.

PORRIDGE DE AVENA

Ingredientes
- ✓ 3 cucharadas de avena en copos
- ✓ 250 ml de agua o leche vegetal
- ✓ Uvas pasas u otras frutas deshidratadas: albaricoque, fresas, arándanos, frambuesas, etc.
- ✓ Nueces o almendras tostadas y trituradas
- ✓ Sirope de arroz o cebada

Elaboración
- Poner a hervir el agua o la leche vegetal y añadirle los copos de avena finos. Dejar cocer removiendo constantemente entre 5 y 10 minutos.
- Añadirle las nueces, frutas deshidratadas y el sirope, y servir.

Variaciones. Puedes elaborar este *porridge* con copos de otros cereales como la quinoa, el mijo y el amaranto, entre otros.

MUESLI

Ingredientes
- ✓ 2 cucharadas de amaranto
- ✓ 8 cucharadas de quinua inflada
- ✓ 2 cucharadas de frutas deshidratadas: fresas, cerezas, etc.
- ✓ 1 cucharada de nueces o avellanas, peladas, tostadas y troceadas
- ✓ 1 cucharadita de coco rallado
- ✓ 1 cucharada de miel o sirope de cereales

Elaboración
- Inflar el amaranto en una sartén.
- Mezclar todos los ingredientes.
- Si se desea endulzar, es conveniente hacerlo con siropes de cereales en el momento de consumirse.
- También se puede tostar la avena con el sirope de cereales.
- Acompañar, si se desea, con leches vegetales o café de cereales.

MAGDALENAS DE DESAYUNO

Ingredientes

- ✓ 250 g de harina de espelta
- ✓ 50 g de harina de amaranto
- ✓ 3 huevos
- ✓ 1 vaso de aceite de oliva
- ✓ Ralladura de un limón ecológico
- ✓ 1 sobre de levadura de bizcocho
- ✓ Un puñado de nueces peladas
- ✓ Un puñado de frutas secas cortaditas
- ✓ 1 vaso de azúcar

Elaboración

- ♦ Mezclar todos los ingredientes y reservar.
- ♦ Rellenar con la mezcla moldes de magdalenas.
- ♦ Hornear a 200 °C hasta que estén doradas. Retirar y dejar enfriar.
- ♦ Resulta ideal tomarlas con café de cereales.

BIZCOCHO DE ESPELTA

Ingredientes
- ✓ 250 g de harina integral de espelta
- ✓ 100 g de azúcar panela o rapadura
- ✓ 200 ml de aceite de oliva virgen extra
- ✓ 1 sobre de levadura para bizcochos
- ✓ 4 huevos (se pueden sustituir por más leche de arroz o de coco)
- ✓ La ralladura de un limón ecológico
- ✓ Medio vaso de leche de arroz

Elaboración
- Precalentar el horno a 220 °C.
- Rallar la piel del limón y añadir la ralladura a un bol.
- Añadir el resto de los ingredientes secos.
- Añadir la leche, el aceite y los huevos.
- Mezclar todo con un batidor.
- Echar la mezcla en un molde de silicona.
- Bajar el horno a 200 °C y hornear, hasta que pinchando con un cuchillo no afilado salga seco. Aproximadamente, 30-40 minutos.

Capítulo 7

Sopas y cremas

- ✓ Caldo de pollo digestivo 142
- ✓ Sopa de cebada 143
- ✓ Sopa de miso 144
- ✓ Crema de mijo 147
- ✓ Crema de calabacín 148
- ✓ Sopa depurativa 149
- ✓ Crema de zanahoria con miso blanco 150
- ✓ Sopa verde 151
- ✓ Crema de puerros 152

CALDO DE POLLO DIGESTIVO

Ingredientes

- ✓ 1 carcasa de pollo ecológico o 500 g de huesos o alitas
- ✓ 1 cabeza de ajo pelada.
- ✓ 2 hojas de laurel
- ✓ 1 cebolla grande pelada
- ✓ Sal marina

Elaboración

- 💧 En una cacerola grande incorporar todos los ingredientes juntos y cubrir con 2 litros de agua. Salar al gusto y dejar cocer a fuego lento durante 8 horas.
- 💧 Opcionalmente, se pueden añadir nabo, zanahoria, repollo y otras verduras cuando falte media hora de cocción.
- 💧 Una vez haya terminado la cocción, retirar los huesos y añadir la carne al caldo.
- 💧 Esta preparación es muy beneficiosa para la salud. Es muy rica en colágeno y en minerales, y beneficiosa para las articulaciones y los huesos. Nutre en profundidad.

Sugerencias: Se conserva en el frigorífico durante aproximadamente 5 días.

Es una buena base para preparar sopas, tanto para la cena como para el desayuno. Asimismo, sirve de caldo en el que deshacer el miso por las mañanas.

Para los que quieran prescindir del cereal, se le pueden añadir «fideos» hechos de verduras. Para ello aconsejo disponer de un espirilizador, que da mucho juego y permite cocinar verduras de las formas más variadas. Según el modelo pueden elaborarse también espaguetis, tallarines y espirales de verduras y tubérculos.

SOPA DE CEBADA

Ingredientes
- ✓ ½ taza de quinua cocida
- ✓ 3 ramitas de apio
- ✓ 1 zanahoria
- ✓ 1 chirivía
- ✓ ½ nabo
- ✓ ½ pimiento verde
- ✓ 2 patatas
- ✓ 1 cubito de verduras (ecológico)
- ✓ ½ cebolla
- ✓ 2 dientes de ajo
- ✓ Miso de cebada
- ✓ Hierbas aromáticas al gusto: romero, tomillo, etc.
- ✓ Aceite de oliva

Elaboración
- 💧 Sofreír la cebolla y el ajo cortaditos. Agregar todas las verduras cortadas en cubitos y rehogar en unas cucharadas de aceite de oliva. Añadir el cubito de caldo vegetal y agua para que lo cubra todo.
- 💧 Dejar cocer unos minutos y añadir la quinua cocida. Esperar hasta que las verduras se ablanden. Al final de la cocción se añade una cucharada de miso de cebada no pasteurizado.

Truco: para añadir el miso, se saca un poco del caldo de la sopa en una taza y se disuelve en ella. Se incorpora entonces al resto de la sopa y se mezcla bien.

SOPA DE MISO

Las sopas de miso pueden ser tan variadas como nuestra imaginación nos lo permita.

La forma tradicional de elaborarla es con una base de caldo llamado *dashi,* que se elabora con copos de bonito deshidratado.

Sopa de miso tradicional

Ingredientes

- ✓ 4 tazas de agua
- ✓ 6 tiras de alga kombu o wakame
- ✓ 40 g de copos de bonito desecado

Elaboración

- ♦ Poner el agua junto al alga en una cacerola y, lentamente, llevar al punto de ebullición.
- ♦ Retirar entonces el alga y añadir los copos de bonito. Cuando los copos suban y empiecen a aparecer burbujas, apagar el fuego.
- ♦ Esperar a que los copos se depositen en el fondo y retirarlos. Reservar el caldo.
- ♦ Usar este caldo llamado *dashi* como base para elaborar variadas sopas de miso. Los copos y el alga empleados pueden guardarse para reutilizarse nuevamente. Se añadirán a 5 tazas de agua junto a 20 g más de copos de bonito.

Sopa de miso con verduras

Ingredientes
- ✓ 1 cebolleta
- ✓ 2 champiñones
- ✓ ½ nabo o chirivía
- ✓ 1 diente de ajo
- ✓ Unos copos de alga wakame
- ✓ 1 cucharada de hatcho o mugi miso

Elaboración
- Sofreír las verduras muy cortaditas en un poco de aceite. Añadir los copos de wakame y cubrir con agua. Dejar cocer 20 minutos en una cacerola tapada.
- Una vez finalizada la cocción, retirar del fuego.
- En una taza diluir la cucharada de miso en un poco de caldo y añadir a la sopa restante.

Variaciones. También podemos elaborar un caldo de verduras o de pollo y añadir el miso en forma de consomé.

Sopa de miso de cereales

Ingredientes
- ✓ 1 taza de arroz cocido (se puede sustituir por otro cereal)
- ✓ 1 y ½ tazas de agua
- ✓ 1 cubito de verduras ecológico
- ✓ ¼ de cucharada de hatcho o mugi miso

Elaboración
- En un recipiente poner el agua a cocer junto al cubito de verduras.
- Cuando se haya deshecho, añadir el arroz y dejar cocer 5 minutos.
- Retirar del fuego y añadir el miso diluido previamente en una taza con líquido.

Variaciones. En lugar de arroz se puede añadir cualquier cereal que haya sido cocido previamente como el mijo, la quinoa, el amaranto, el trigo sarraceno, etc.

Asimismo, le podemos añadir verduras como el repollo, cebolla, el ajo, el puerro, etc.

CREMA DE MIJO

Ingredientes
- ✓ 1 taza de mijo
- ✓ 3 tazas de agua
- ✓ 3-4 ramitas de apio
- ✓ 3-4 dientes de ajo
- ✓ Una lonchita de jengibre fresco (opcional)

Elaboración
- Saltear el ajo picadito junto al jengibre y el apio en dos cucharadas de aceite de oliva.
- Cuando esté dorado, añadir el mijo y remover fuertemente unos segundos.
- Añadir la sal y el agua. Tapar y dejar cocer hasta que el mijo se ablande. Retirar pasados unos minutos y servir caliente.
- Se puede preparar en olla a presión.

CREMA DE CALABACÍN

Ingredientes

- ✓ 1 cebolla mediana
- ✓ 3 calabacines medianos
- ✓ Aceite de oliva
- ✓ Sal marina

Elaboración

- Sofreír la cebolla picadita en dos cucharadas de aceite.
- Cuando esté dorada, añadirle el calabacín pelado y cortado en trozos y dejar que se sofría medio minuto removiendo constantemente.
- Añadir agua hasta que cubra los calabacines, y sal al gusto. Dejar cocer hasta que la verdura esté blanda.
- Triturar con la batidora hasta que quede una crema fina.

Dado que los calabacines suelen soltar mucho líquido, puede ser necesario retirar o añadir un poco de agua.

Variación. Esta receta resulta asimismo deliciosa sustituyendo el calabacín por calabaza, zanahoria, o añadiéndole ñame o nabo.

SOPA DEPURATIVA

Elaboración

- ✓ 2 ajetes
- ✓ 2 hongos *shiitake*
- ✓ 4 champiñones
- ✓ 1 nabo
- ✓ 1 cucharada colmada de copos de alga wakame
- ✓ 1 chirivía
- ✓ 1 zanahoria
- ✓ 1 cebolleta
- ✓ 1 cucharada de miso de arroz blanco (kome miso)
- ✓ 1 chorrito de mirín (opcional)
- ✓ 1 cucharada de kuzu

Elaboración

- 💧 Sofreír todas las verduras (excepto los ajetes) cortaditas en cubitos en un poco de aceite (oliva o sésamo).
- 💧 Echar entonces un chorrito de mirín.
- 💧 Añadir agua, hasta que las cubra. Incorporar el alga y dejar cocer a fuego suave.
- 💧 Una vez blandas las verduras, agregar una cucharada de kuzu diluida en agua y dejar cocer cinco minutos más.
- 💧 Retirar del fuego e incorporar una cucharada de kome miso diluido en un poco del caldo.
- 💧 Servir con los ajetes picaditos por encima.

CREMA DE ZANAHORIA CON MISO BLANCO

Ingredientes

- ✓ 1 manojo de zanahorias (10 unidades)
- ✓ 1 cebolla grande o dos pequeñas
- ✓ 1 cucharada de shiro miso
- ✓ Aceite de oliva
- ✓ Agua
- ✓ Sal marina

Elaboración

- Lavar bien las zanahorias y cortar en trocitos.
- Cortar la cebolla en cuadraditos y sofreírla en dos cucharadas de aceite. Cuando empiece a dorarse, añadir la zanahoria y sofreír removiendo constantemente.
- Añadir agua que las cubra y sal al gusto, y dejar cocer hasta que se ablanden. Retirar del fuego y añadir dos cucharadas de miso.
- Pasar por la batidora hasta que sea una crema fina y servir.

Nota: Puede ser necesario rectificar el agua: si hay demasiada, retirar un poco de líquido antes de pasar por la batidora y, si hubiera poca, añadir y batir de nuevo.

SOPA VERDE

Ingredientes

- ✓ 500 g de patatas cortadas en trozos pequeños
- ✓ 300 g de cebolla cortada en trozos pequeños
- ✓ 100 g de espinacas
- ✓ 2 dientes de ajo
- ✓ 1 litro de agua
- ✓ Un chorrito de aceite de oliva
- ✓ Sal marina

Elaboración

- Se sofríe la cebolla en el aceite y, cuando esté doradita, bajar un poco el fuego y se le añade la patata.
- No dejar de remover enérgicamente para que no se pegue.
- En el momento en que la patata parece que va a pegarse, añadir el agua y los ajos, y cubrir.
- Dejar cocer hasta que la patata esté blanda.
- Se retiran unas pocas patatas.
- En este momento, triturar todo con la batidora e incorporar las espinacas cortaditas, dejar que dé un hervor removiendo constantemente, añadir las patatas que habíamos retirado y servir.

CREMA DE PUERROS

Ingredientes

- ✓ 2 puerros grandes (parte blanca) en trozos de unos 5 cm.
- ✓ ½ cebolla picada
- ✓ 2 patatas grandes
- ✓ 1 cubito de caldo de pollo o verduras (ecológico)
- ✓ 1 envase de nata de avena
- ✓ 1 chorrito de vino blanco (opcional)
- ✓ Aceite de oliva virgen
- ✓ Sal

Elaboración

- Sofreír la cebolla y, cuando esté dorada, añadir los puerros, las patatas, la sal y el vino, y se cubre con agua, a la que habremos incorporado el cubito de caldo.
- Dejar cocer hasta que los puerros estén blandos.
- Triturar con la batidora hasta que quede una crema fina.
- Añadir la nata de avena al gusto.
- Servir cuando haya cocido todo junto y bien mezclado durante al menos diez minutos a fuego muy bajo.
- Emplatar y adornar con una hierba aromática.

Capítulo 8

Cereales

- ✓ Quinua al horno con verduras 154
- ✓ Pasta con champiñones a la crema 155
- ✓ Arroz primaveral 156
- ✓ Croquetas de quinua 157
- ✓ Ensalada de quinua 158
- ✓ Tabulé 159
- ✓ Polenta a la brasa 160
- ✓ Hamburguesas de mijo 161
- ✓ Crêpes de sarraceno 162
- ✓ Amaranto inflado 164
- ✓ Croquetas de bulgur 165

QUINUA AL HORNO CON VERDURAS

Ingredientes

- ✓ 1 taza de quinua
- ✓ 3 zanahorias
- ✓ 1 puerro
- ✓ 1 calabacín
- ✓ 6 champiñones limpios
- ✓ 1 cebolla
- ✓ 1 ajo
- ✓ ½ pimiento rojo
- ✓ 75 g de queso feta o similar

Elaboración

- Picar todas las verduras finamente. Sofreírlas en un poco de aceite de oliva virgen extra removiendo para que no se peguen y hasta que estén blandas.
- Cocer la quinua tapada en dos tazas de agua con sal. (Primero a fuego suave hasta que rompa a hervir y después a fuego medio-bajo y con la tapa puesta hasta que absorba todo el líquido).
- Mezclar bien las verduras con la quinua y el queso feta desmenuzado en un recipiente para el horno.
- Hornear a 200 °C durante 15 minutos.

CEREALES

PASTA CON CHAMPIÑONES A LA CREMA

Ingredientes

- ✓ 250 g de pasta de espelta o kamut
- ✓ 200 g de champiñones
- ✓ 1 envase de nata de espelta
- ✓ 1 chorrito de vino blanco
- ✓ Aceite de oliva virgen
- ✓ Sal

Elaboración

- 💧 Lavar y preparar los champiñones.
- 💧 Cortarlos en trocitos y sofreírlos con dos cucharadas de aceite. Añadirles sal y dejar que se hagan a fuego suave y tapados.
- 💧 Cuando estén blanditos, añadir un chorrito de vino y destapar hasta que se haya evaporado casi todo el líquido.
- 💧 Añadir entonces la nata y dejar cocer 2 minutos más removiendo para que no se pegue.
- 💧 Rectificar la sal si es necesario.
- 💧 Servir sobre la pasta cocida con unas ramitas de perejil por encima.

ARROZ PRIMAVERAL

Ingredientes

- ✓ 1 taza de arroz de grano largo tipo basmati o *thai*
- ✓ 6 espárragos trigueros cortados y lavados
- ✓ 4 setas
- ✓ 2 alcachofas
- ✓ ¼ de pimiento rojo
- ✓ 1 cucharada de algas *iziki*
- ✓ Una pizca de azafrán
- ✓ 2-3 ramitas de romero fresco
- ✓ 1 pechuga de pollo
- ✓ 1 diente de ajo
- ✓ ½ cebolla
- ✓ 1 tomate
- ✓ ½ taza de guisantes
- ✓ Sal

Elaboración

- Preparar las alcachofas quitándoles las hojas más duras, y cortarlas en cuartos.
- Lavar las setas y cortar en tiras.
- Cortar el pimiento en juliana y el tomate en cuadraditos.
- Poner a remojar el alga 15 minutos.
- Sofreír en una paellera el ajo picadito con la cebolla cortadita y el azafrán. Añadir el tomate, las alcachofas, los espárragos, el pimiento y las setas. Sofreír removiendo constantemente. Incorporar el arroz y remover un minuto. Añadir entonces el romero y los guisantes y 4 tazas de agua. Dejar que se haga a fuego suave hasta que se evapore todo el agua.
- Servir con el pollo cortado en tiras y frito.

En épocas frías se puede cocinar en la olla a presión.

CROQUETAS DE QUINUA

Ingredientes
- ✓ 1 taza de quinua
- ✓ ½ pimiento rojo
- ✓ 3 zanahorias medianas
- ✓ 1 puerro
- ✓ 1-2 dientes de ajo
- ✓ Apio en especia o unas hojitas de apio fresco
- ✓ Sal

Elaboración
- Cocer la quinua con dos volúmenes de agua, a fuego lento durante 15-20 minutos o hasta que se evapore el agua y esté blanda.
- Sofreír el pimiento cortadito con la zanahoria, el puerro, el ajo y el apio.
- Triturar la quinua cocida con una picadora y añadir el sofrito hasta que quede una crema uniforme.
- Dar forma de croquetas con las manos e introducir en el horno a 200 °C hasta que estén doradas.
- Servir y adornar con alguna hierba aromática.

ENSALADA DE QUINUA

Ingredientes

- ✓ 1 taza de quinua
- ✓ 1 ramita de apio
- ✓ ½ pimiento rojo
- ✓ 1 zanahoria en tiras
- ✓ 1 puerro en rodajas
- ✓ 4 nueces peladas

Elaboración

- En una cacerola poner dos tazas de agua a hervir.
- Cuando rompa a hervir, añadir una taza de quinua con un poco de sal y dejar que se haga a fuego suave y tapada.
- Una vez que se haya absorbido todo el agua y que esté blanda, retirar del fuego y servir en una fuente. Dejar enfriar, según el gusto.
- Sofreír las verduras cortaditas hasta que estén blandas.
- Servir el sofrito por encima de la quinua y decorar con nueces.

TABULÉ

Ingredientes

- ✓ 1 taza de cuscús precocido o bulgur de espelta o kamut
- ✓ 1 cucharada de menta fresca picadita
- ✓ 1 cucharada sopera de perejil
- ✓ 3 tomates medianos cortados a cuadraditos muy pequeños
- ✓ 1 cebolla picada muy finamente
- ✓ Zumo de limón al gusto (2-3 limones)
- ✓ Aceite de oliva extra virgen
- ✓ Sal

Elaboración

- 💧 Cocinar el cuscús o el bulgur según indique en el paquete y retirar con una bandeja.
- 💧 Echar los tomates y mezclar.
- 💧 Agregar por encima la menta, el perejil y la cebolla.
- 💧 Aliñar al gusto, con el aceite, el limón y la sal.
- 💧 El tabulé se come frío y es ideal en verano.

POLENTA A LA BRASA

Ingredientes

- ✓ 2 tazas de agua o caldo de verduras
- ✓ 100 g de polenta instantánea
- ✓ 2 cucharadas de aceite
- ✓ ½ pimiento verde
- ✓ ½ pimiento rojo
- ✓ ½ cebolla
- ✓ 2 dientes de ajo
- ✓ 10 aceitunas negras de Aragón sin hueso
- ✓ 100 g de queso feta
- ✓ Sal, orégano, mejorana

Elaboración

- ♦ En una sartén sofreír los pimientos cortaditos junto a la cebolla en tiras finas y el ajo.
- ♦ Llevar dos tazas de agua a ebullición. Bajar el fuego y echar, batiendo, la polenta, sin dejar de remover constantemente. Trabajar a fuego bajo hasta que se desprenda de las paredes de la olla (aproximadamente 2 minutos). Añadir el aceite y la sal.
- ♦ En este momento se le añaden los ingredientes rehogados, las aceitunas picaditas y el queso feta desmenuzado.
- ♦ Extender sobre un molde para horno y dejar enfriar.
- ♦ Desmoldar, cortar en porciones, untar con aceite (con un pincel) y dorar en la rejilla del horno a 200 °C durante 10 minutos (hasta que esté dorada).

CEREALES

HAMBURGUESAS DE MIJO

Ingredientes

- ✓ 1 taza de mijo
- ✓ 2 y ½ tazas de agua
- ✓ ½ cebolla grande
- ✓ 2-3 dientes de ajo
- ✓ 2 huevos
- ✓ 1 zanahoria
- ✓ ⅓ pimiento rojo
- ✓ ½ calabacín pequeño
- ✓ 2 champiñones pequeños
- ✓ Curry al gusto
- ✓ Aceite de oliva

Elaboración

- ◆ Cocer el mijo en una olla a presión durante unos 10 minutos, de modo que quede suelto y bien cocido.
- ◆ Rehogar las verduras cortaditas muy finitas.
- ◆ Cuando estén blandas, añadir al mijo cocido y triturar en una picadora junto con los dos huevos y el curry.
- ◆ La consistencia de la masa ha de ser húmeda, pero no en exceso. De ser necesario se le puede añadir pan rallado para facilitar su manejo.
- ◆ Dar forma con una cuchara y freír en abundante aceite muy caliente.

CRÊPES DE SARRACENO

PARA LA MASA

Ingredientes

- ✓ 100 g de harina de trigo sarraceno (alforfón)
- ✓ 50 g de harina de espelta
- ✓ 250 ml de agua
- ✓ 2 huevos
- ✓ 1 cucharadita de sal

Elaboración

- Batir todos los ingredientes. Calentar una sartén antiadherente e ir añadiendo la masa.
- Para ello lo mejor es sujetar la sartén con una mano a la vez que, rápidamente, añadimos la mezcla, de modo que una película fina cubra toda la superficie de la sartén.
- Cuando empiece a estar doradita, se le da la vuelta con una espátula especial para *crêpes* (los más habilidosos lo pueden hacer volteándola en el aire).
- Es importante que la masa sea lo más fina posible.
- Elaborar *crêpes* requiere un poco de maña, pero, una vez que se consigue, el resultado es delicioso.

Hay muchos rellenos posibles, tantos como la imaginación permita; un ejemplo sabroso sería el siguiente, pero podemos variar:

PARA EL RELLENO

Ingredientes
- ✓ Hojas de rúcola
- ✓ Tomates cherry
- ✓ Champiñones laminados
- ✓ Queso de cabra

Elaboración
- 💧 Justo antes de sacar la *crêpe* de la sartén, se introducen los ingredientes en el centro y se doblan cuatro bordes, de modo que quede un cuadrado.

AMARANTO INFLADO

Ingredientes
- ✓ 1 taza de amaranto en grano

Elaboración
- 💧 Calentar una sartén a fuego medio-alto.
- 💧 Añadir una cucharadita rasa de amaranto y tapar.
- 💧 En 10-15 segundos, retirar y añadir una nueva cucharadita.
- 💧 El amaranto se ha de añadir en pequeñas cantidades, pues, de lo contrario, se quema. En un fuego cuya temperatura va de 1 a 6, se pondría en el 4. No incorporar el amaranto hasta que la sartén esté bien caliente.

Variación. Se puede emplear en mueslis, espolvoreado sobre platos de cereal, ensaladas, etc.

CEREALES

CROQUETAS DE BULGUR*

Ingredientes

- ✓ 300 g de bulgur de espelta
- ✓ 50 g de alga espagueti de mar
- ✓ 100 g de zanahoria
- ✓ 4 nabos medianos
- ✓ 1 cebolla
- ✓ 4 dientes de ajo medianos
- ✓ 150 g de judías verdes
- ✓ Caldo vegetal

Elaboración

- ♦ Cocer el bulgur en una olla con el doble de agua y sal durante aproximadamente 20 minutos.
- ♦ Sofreír las verduras y el alga cortaditas, en 5 cucharadas de aceite de oliva. Pasados unos minutos, añadir el caldo vegetal y dejar cocer a fuego lento 15 minutos más. En una bandeja, volcar el bulgur ya cocido, añadir las verduras, mezclar bien y dejar enfriar dos horas; escurrir el caldo sobrante y reservar.
- ♦ Mezclar con la batidora para lograr una consistencia homogénea. Si está demasiado húmeda, mezclar con un poco de pan rallado.
- ♦ Dar forma de croquetas alargadas y rebozar con pan rallado.
- ♦ Freír por tandas en aceite abundante. Servir muy calientes.

* Receta cedida por María, de la Casa Rural Dharma Gaia, en La Coruña.

Capítulo 9

Legumbres

- ✓ Hamburguesas de azukis 168
- ✓ Ensalada de garbanzos 170
- ✓ Lentejas con verduras 171
- ✓ Falafel 172
- ✓ Hummus 173

HAMBURGUESAS DE AZUKIS

Ingredientes
- ✓ 1 taza de judías azuki
- ✓ 1 cebolla
- ✓ 2 dientes de ajo
- ✓ 2 zanahorias
- ✓ 2 cucharadas de maíz dulce
- ✓ 1 cucharada de curry en polvo
- ✓ 1 hoja de laurel
- ✓ Comino
- ✓ Una tira de alga kombu
- ✓ Sal

Elaboración
- Dejar las judías azuki en remojo toda la noche.
- Cocer en agua con sal, comino, una tirita de alga kombu y laurel. Una vez cocidas, desechar el laurel y escurrir bien. Reservar.

   Atención: la judía azuki tiende a deshacerse si se cuece en exceso y, si esto ocurriese, no serviría para elaborar esta receta. Hay que asegurarse de que está a punto, pero no cocer demasiado.

- Sofreír la verdura cortadita en cuadraditos muy pequeños en un poco de aceite de oliva de primera presión en frío.
- Mezclar las verduras con la judía azuki cocida y el curry. Opcionalmente, añadir un huevo batido. Dejar reposar media hora. Si la mezcla estuviese demasiado húmeda, se le puede añadir pan rallado hasta alcanzar la consistencia necesaria para dar la forma de hamburguesas.

Se pueden preparar de dos maneras:

1. *Horneadas:* moldear y colocar sobre una bandeja para el horno. Hornear a 220 °C durante 15 minutos.
2. *Fritas:* en una sartén muy caliente con un poco de aceite, freír por ambos lados.

♦ Ideal servidas con alfalfa germinada.

ENSALADA DE GARBANZOS

Ingredientes
- ✓ 1 taza de garbanzos cocidos con comino y kombu
- ✓ 1-2 dientes de ajo
- ✓ 2 cucharadas de aceite de oliva
- ✓ 1 cucharada de vinagre de *umeboshi*
- ✓ 8 tomates cherry
- ✓ Un puñado de berros

Elaboración
- 💧 Preparar una salsa batiendo el aceite, la sal, el *umeboshi*, el ajo y el orégano.
- 💧 En una ensaladera mezclar los berros, los tomates cherry partidos por la mitad y los garbanzos escurridos.
- 💧 Servir con la salsa por encima.

RECUERDA

Los garbanzos han de haber estado en remojo durante la menos 24 horas y han de haber sido germinados durante un par de días para facilitar su digestión y deshacerse de los antinutrientes.

LEGUMBRES

LENTEJAS CON VERDURAS

Ingredientes

- ✓ Una taza de lentejas
- ✓ 1 zanahoria
- ✓ ½ calabacín en cuadraditos
- ✓ 1 hoja de laurel
- ✓ 1 tira de alga kombu o una cucharada en copos
- ✓ ⅓ pimiento rojo
- ✓ 1 patata
- ✓ ½ cebolla
- ✓ 3 dientes de ajo
- ✓ 1 tomate
- ✓ Pimiento choricero (opcional)
- ✓ Curry
- ✓ Sal

Elaboración

- ♦ Sofreír en una sartén la cebolla picadita con los dientes de ajo cortados.
- ♦ Añadir el pimiento rojo y el tomate cortado en cubitos. Incorporar el pimiento choricero, la hoja de laurel, las lentejas lavadas, la patata y el alga, y cubrir con agua.
- ♦ Agregar curry al gusto y sal, y dejar cocer hasta que las lentejas estén blandas.
- ♦ Mejor en olla a presión.
- ♦ Acompañar con pan.

FALAFEL

Ingredientes

- ✓ 2 tazas de garbanzos
- ✓ 3 tazas de agua
- ✓ 1 cebolla
- ✓ 4 dientes de ajo
- ✓ 2 cucharadas de perejil fresco picado
- ✓ 1 cucharada de cilantro fresco picado (opcional)
- ✓ 2 cucharadas de comino molido
- ✓ ½ cucharada de levadura en polvo para bizcochos

Elaboración

- Dejar los garbanzos en remojo toda la noche.
- Triturar con una picadora hasta dejarlos bien molidos.
- Añadir los demás ingredientes y triturar de nuevo hasta que estén bien mezclados.
- Dejar todo reposar tapado unos 30 minutos.
- Dar forma de bolitas entre las manos y freírlas por tandas en abundante aceite caliente durante 4 minutos, hasta que estén bien doradas.
- Dejar escurrir sobre papel absorbente.
- Delicioso acompañado de verduras a la parrilla.

HUMMUS

Ingredientes

- ✓ 1 taza de garbanzos cocidos con abundante comino y escurridos
- ✓ 1-2 dientes de ajo
- ✓ El zumo de medio limón o 1/4 de cucharadita de puré de *umeboshi*
- ✓ 1 cucharadita de perejil fresco
- ✓ 1 cucharada de tahini crudo
- ✓ 1 cucharada de aceite de oliva extra virgen
- ✓ Sal al gusto

Elaboración

- Es importante guardar un poco del agua de coccicón de llos garbanzos.
- En un bol para batir añadir los garbanzos con un poco del agua de cocción.
- Batir con la batidora e ir añadiendo tanto líquido como sea necesario para poder llegar a batirlos sin que se atasquen en las cuchillas. No añadir más líquido del necesario.
- Añadir el ajo, el aceite el tahini y el zumo de limón.
- Volver a batir hasta que se fomr una crema espesa y homogénea.
- Servir con perejil fresco por encima y aceitunas negras.
- Riquísimo untado en pan plan sin levadura

Capítulo 10

Verduras y tubérculos

- ✓ Yuca, patata y calabaza al horno 176
- ✓ Verduras con cuscús y pollo al curry 177
- ✓ Endivias a la plancha 178
- ✓ Patatas al horno con miso 179
- ✓ Tarta de verduras 180
- ✓ Calabacín con tomate 182
- ✓ Ensalada con manzana 183
- ✓ Calabacines rellenos de mijo 184
- ✓ Patatas fritas al horno 185
- ✓ Tempura de verduras 186
- ✓ Verduras marinadas a la parrilla 187
- ✓ Salsa de zanahoria 188

YUCA, PATATA Y CALABAZA AL HORNO

Ingredientes

- ✓ 1 yuca pequeña
- ✓ 3 patatas pequeñas o dos medianas
- ✓ 1 rodaja de calabaza
- ✓ 1 limón

Elaboración

- Cortar los tubérculos en trozos rectangulares alargados, con la forma de las patatas fritas pero más grandes.
- Cocer al vapor hasta que estén tiernos.
- Precalentar el horno a 220 °C
- Colocar los tubérculos ya tiernos en una bandeja para el horno.
- Pintar con aceite de oliva virgen extra.
- Añadir sal y limón al gusto
- Hornear a 220 °C, hasta que se doren.

VERDURAS CON CUSCÚS Y POLLO AL CURRY

Ingredientes

- ✓ 2 zanahorias
- ✓ 1 calabacín
- ✓ 1 cebolla
- ✓ 1 taza de cuscús de espelta
- ✓ 1 pechuga de pollo
- ✓ Curry
- ✓ Sal

Elaboración

- Sofreír las verduras cortadas en cuadraditos. Cuando empiecen a estar blanditas añadir el curry y dejar un minuto más.
- Preparar el cuscús según las instrucciones del paquete. Por lo general, se cuece una taza de agua por una de cuscús y se añade este cuando el agua hierve. Retirar del fuego, se tapa y dejar reposar 5 minutos hasta que haya absorbido el agua.
- Dejar macerar el pollo en curry durante toda la noche. Para ello, la noche antes cortar en cuadraditos y cubrir por todos lados. Al día siguiente retirar el exceso de especias y freír bien.
- Disponer las verduras sobre el cuscús y el pollo por encima de estas.

ENDIVIAS A LA PLANCHA

Ingredientes
- ✓ 4 endivias
- ✓ Aceite de oliva extra virgen
- ✓ Sal

Elaboración
- Cortar las endivias a lo largo en dos mitades a lo largo.
- Poner a cocer abundante agua en una cacerola.
- Una vez que rompa a hervir, introducir las endivias hasta que se ablanden.
- Sacar y escurrir bien.
- Calentar una sartén grande. Colocar las endivias en la sartén bien caliente. Dejarlas hasta que estén doradas por los dos lados.
- Añadir sal al gusto.
- Servir con aceite de oliva.

VERDURAS Y TUBÉRCULOS

PATATAS AL HORNO CON MISO

Ingredientes

- ✓ 4 patatas medianas
- ✓ 1 cucharada de hatcho miso
- ✓ 3 cucharadas de aceite de oliva virgen extra
- ✓ ½ cucharada de vinagre de manzana
- ✓ Una pizca de tomillo
- ✓ Una pizca de orégano
- ✓ Una pizca de romero

Elaboración

- Poner una cacerola con agua.
- Cortar las patatas en cubitos y cocerlas al vapor.
- Precalentar el horno a 220 °C.
- Batir bien el resto de los ingredientes.
- En un recipiente para el horno colocar las patatas y las cubrimos con el aderezo.
- Las horneamos a 200 °C hasta que estén doradas.
- Retirar y servir calientes.

TARTA DE VERDURAS

PARA LA MASA

Ingredientes

- ✓ 200 g de harina de espelta o kamut
- ✓ 1 cucharadita de sal
- ✓ 100 g de mantequilla o margarina ecológica
- ✓ 1 huevo
- ✓ 2 cucharaditas de agua

Elaboración

- Introducir la harina y la sal en un cuenco. Agregar la margarina y deshacerla con las manos hasta que esté totalmente mezclada.
- Hacer un hueco en el centro de la mezcla y añadir el huevo previamente batido.
- Trabajar la masa y añadir el agua poco a poco hasta formar una bola consistente y no pegajosa. No amasar demasiado, pues quedaría muy dura.
- Hacer una bola y dejar reposar en la nevera unos 30 minutos.
- Forrar una base para tartas con la masa y pincharla con el tenedor. Hornear unos 10 minutos a 200 °C.

PARA EL RELLENO

Ingredientes

- ✓ 10 champiñones laminados
- ✓ ½ pimiento amarillo en tiras
- ✓ ½ pimiento rojo en tiras
- ✓ ½ calabacín en rodajas
- ✓ 2 tomates en rodajas
- ✓ 1 cebolla en trocitos
- ✓ 2 dientes de ajo
- ✓ 100 g de queso feta (opcional)

Elaboración

- Sofreír el ajo y la cebolla y añadir todas las verduras menos el tomate hasta que estén blandas.
- Mezclar el queso feta desmenuzado con las verduras y rellenar la masa con la mezcla.
- Cubrir con las rodajas de tomate.
- Hornear 25 minutos más a 200 °C.

CALABACÍN CON TOMATE

Ingredientes

- ✓ 2 calabacines
- ✓ 2 tomates
- ✓ 5 dientes de ajo
- ✓ ½ cebolla
- ✓ ½ cucharadita de pimentón
- ✓ Aceite de oliva

Elaboración

- Cortar los calabacines en cubos.
- Sofreír el ajo cortadito con la cebolla en aceite de oliva (dos cucharadas) y, una vez dorado, añadirle el pimentón.
- Cortar el tomate pelado muy finito y añadir por encima.
- Remover bien y tapar.
- Cuando se haya deshecho el tomate, añadir los calabacines, tapar y dejar a fuego medio hasta que se ablanden.
- Es necesario estar pendientes y remover de vez en cuando para que no se pegue. Poner sal al gusto.
- Ideal servido sobre arroz.

VERDURAS Y TUBÉRCULOS

ENSALADA CON MANZANA

Ingredientes
- ✓ Variedad de lechugas (batavia verde, hoja de roble, etc.)
- ✓ Rúcola
- ✓ Canónigos
- ✓ 15 tomates cherry
- ✓ 50 g de nueces peladas
- ✓ Un rulo de queso de cabra
- ✓ 2 manzanas

Elaboración
- Precalentar el horno a 220 °C.
- Pelar las manzanas y cortarlas en lonchas. Colocar en la bandeja del horno y asar. Cuando comiencen a estar blandas, poner el queso de cabra en rodajas encima de las lonchas de manzana. Reservar.
- Preparar la ensalada del modo convencional. En una ensaladera colocar la lechuga, la rúcola al gusto, los tomates cortados por la mitad y aliñar con aceite de oliva virgen extra y vinagre de Módena.
- Colocar encima la manzana con el queso y decorar con las nueces.

CALABACINES RELLENOS DE MIJO

Ingredientes

- ✓ 2 calabacines grandes
- ✓ 1 taza de mijo
- ✓ 2 ½ tazas de agua
- ✓ ½ cebolla grande
- ✓ 2-3 dientes de ajo
- ✓ 2 huevos
- ✓ 1 zanahoria
- ✓ ⅓ pimiento rojo
- ✓ 2 champiñones pequeños
- ✓ Curry al gusto

Elaboración

- ♦ Lavar los calabacines y cortarlos en tres o cuatro trozos cilíndricos. Cocerlos al vapor hasta que estén blanditos. No cocer en exceso. Vaciar con una cucharilla.
- ♦ Cocer el mijo en una olla a presión durante unos 10 minutos, de modo que quede suelto y bien cocido.
- ♦ Rehogar las verduras cortaditas muy finitas. Cuando estén blandas, añadir al mijo cocido y triturar en una picadora junto con los dos huevos y el curry.
- ♦ Colocar los calabacines en una bandeja para el horno y rellenar con una cuchara, con la mezcla anterior. Hornear durante 15 minutos a 200 °C.

Opcional: se puede espolvorear queso por encima, o bien cubrir con bechamel antes de hornear.

VERDURAS Y TUBÉRCULOS

PATATAS FRITAS AL HORNO

Ingredientes
- ✓ 4 patatas medianas
- ✓ Aceite de oliva virgen extra
- ✓ Hiervas aromáticas al gusto: orégano, romero, etc.

Elaboración
- Pelar las patatas y cortar en cubitos. Cocerlas al vapor y retirar.
- En un recipiente para el horno, colocar las patatas y rociarlas con aceite, el suficiente como para que queden cubiertas, pero no aceitosas: aproximadamente 2 cucharadas.
- Si se desea, se pueden añadir en este momento hierbas aromáticas al gusto.
- Hornear a 220 °C hasta que estén doradas.
- Remover una vez para que se doren por igual.

TEMPURA DE VERDURAS

Ingredientes
- ✓ Verduras variadas: coliflor, brócoli, calabacín, etc.

PARA EL REBOZADO
- ✓ 75 g de harina de espelta blanca
- ✓ 125 g de harina de maíz
- ✓ 2 cucharadas de levadura para bizcochos
- ✓ 270 ml de agua carbonatada helada
- ✓ Sal
- ✓ Pimienta negra

Elaboración
- ♦ Echar la harina, la levadura y el agua en un recipiente, añadir la sal y la pimienta y remover hasta que esté todo bien mezclado.
- ♦ Introducir trozos de verduras ligeramente enharinadas en la mezcla y freír a 190 grados durante 1 o 2 minutos.
- ♦ Eliminar el exceso de aceite sobre papel absorbente.

VERDURAS Y TUBÉRCULOS

VERDURAS MARINADAS A LA PARRILLA

Ingredientes
- ✓ 1 calabacín en rodajas
- ✓ ½ pimiento rojo en tiras
- ✓ 8 champiñones laminados
- ✓ 2 tomates grandes en rodajas gruesas
- ✓ 8 espárragos trigueros sin el tallo duro

MEZCLA PARA MARINAR
- ✓ 4 cucharadas de aceite de oliva virgen extra
- ✓ 1 cucharada de limón
- ✓ 1 diente de ajo machacado
- ✓ 1 ramita de romero

Elaboración
- ♦ Mezclar en un recipiente todos los ingredientes.
- ♦ Dejar en el frigorífico 24 horas.
- ♦ Cubrir las verduras con la preparación y tapar con un film transparente.
- ♦ Reservar una hora en el frigorífico.
- ♦ Asar a la parrilla por tandas.
- ♦ Ideal con pescado.

SALSA DE ZANAHORIA

Ingredientes

- ✓ 5 zanahorias
- ✓ 1 cebolla
- ✓ 1 hoja de laurel
- ✓ Aceite de oliva
- ✓ Vino blanco (opcional)

Elaboración

- ♦ Sofreír la cebolla cortada en cubitos en un poco de aceite. Cuando esté dorada añadir la zanahoria cortada en trocitos y el laurel. Añadir un poco de agua y sal, tapar y dejar cocer a fuego bajo hasta que la zanahoria se ablande.
- ♦ Retirar el laurel y pasar por la batidora.
- ♦ Opcionalmente se puede añadir un poco de vino blanco durante la cocción.
- ♦ Delicioso sobre cereales.

Capítulo 11

Algas

- ✓ Cochayuyo al horno 190
- ✓ Paella vegetariana con iziki 191
- ✓ Rollitos con nori 192
- ✓ Dulse frita 193
- ✓ Sopa de nori 194
- ✓ Cochayuyo con zanahorias 195
- ✓ Empanadillas de arame o iziki 196
- ✓ Salsa de iziki 197
- ✓ Gomasio con algas 198

COCHAYUYO AL HORNO

Ingredientes
- ✓ 1 taza de cochayuyo
- ✓ 2 patatas
- ✓ 3 dientes de ajo
- ✓ ½ cebolla
- ✓ Pimentón
- ✓ Aceite virgen

Elaboración
- Poner en remojo el cochayuyo media hora y hervir hasta que esté blando.
- Cortar las patatas en cubitos y cocer al vapor unos minutos hasta que esté hecho.
- Cortar el ajo y la cebolla finitos y sofreír.
- En una bandeja de horno, mezclar las patatas con el cochayuyo, el ajo y la cebolla.
- Sazonar con pimentón y hornear a 200 °C hasta que esté dorado y crujiente.
- Servir caliente y adornar con alguna hierba aromática.

PAELLA VEGETARIANA CON IZIKI

Ingredientes

- ✓ 2 cucharadas de algas iziki
- ✓ 1 taza de arroz basmati
- ✓ ½ taza de guisantes
- ✓ ½ taza de judías verdes
- ✓ ½ pimiento rojo
- ✓ 1 alcachofa cortada en cuartos
- ✓ 2 dientes de ajo
- ✓ ½ cebolla
- ✓ Un sobrecito de preparado para paella con azafrán

Elaboración

- Remojar las algas 30 minutos.
- Sofreír la cebolla con el ajo, más adelante agregar el pimiento, la alcachofa, las judías verdes y los guisantes.
- Agregar las algas, el arroz y las especias.
- Remover bien y echar 3 tazas de agua.
- Tapar y dejar cocer a fuego medio hasta que quede hecho y absorbido el agua.
- Retirar y servir bien caliente.

ROLLITOS CON *NORI*

Ingredientes
- ✓ 1 taza de arroz semi-integral o precocido integral
- ✓ 1 aguacate maduro
- ✓ Puré de umeboshi o zumo de limón
- ✓ 4-5 hojas de *nori* seco en láminas

Elaboración
- Cocer el arroz y dejar enfriar.
- Preparar las láminas de nori tostándolas por los dos lados bajo una llama (sin que se llegue a quemar).
- Extender una capa fina de arroz sobre la hoja de alga (½ cm); por encima añadir unos trozos de aguacate cortadito y una pizca de umeboshi.
- Enrollar y cortar en cuatro.

DULSE FRITA

Ingredientes
- ✓ Un puñado de alga dulse
- ✓ Aceite

Elaboración
- 💧 Freír el alga en aceite muy caliente unos segundos. Servir como aperitivo.

SOPA DE NORI

Ingredientes

- ✓ 2-3 cebolletas
- ✓ 1 tomate
- ✓ 2 láminas de alga nori o un puñado de copos
- ✓ 1 cebolla
- ✓ 3 dientes de ajo

Elaboración

- Cortar la cebolla y las cebolletas en rodajas muy finitas.
- Cortar el tomate en cubitos.
- Pelar y trocear los ajos.
- En una cacerola, sofreír las verduras cortadas hasta que estén blanditas.
- Añadir agua o caldo hasta cubrir las verduras por completo.
- Añadir el alga nori.
- Dejar cocer a fuego suave, tapado durante 30 minutos.
- Retirar del fuego y añadir 1 cucharada de hatcho o mugi miso.

ALGAS

COCHAYUYO CON ZANAHORIAS

Ingredientes

- ✓ 40 g de alga cochayuyo deshidratada
- ✓ 2 zanahorias
- ✓ 1 cebolla mediana
- ✓ Salsa de soja
- ✓ 2 dientes de ajo

Elaboración

- Dejar el cochayuyo en remojo una hora y cocer en agua 30 minutos o hasta que se ablande.
- Sofreír la cebolla, el ajo y la zanahoria cortados en cubitos y añadir el cochayuyo. Tapar y dejarlo durante unos 10 minutos.
- Destapar y añadir un chorrito de salsa de soja. Dejar que se haga un minuto más destapado y moviéndolo continuamente.

    Opcionalmente se puede añadir un chorrito de vino blanco durante la preparación.

- Servir sobre cereales.

EMPANADILLAS DE ARAME O IZIKI

Ingredientes
- ✓ Masa para empanadillas
- ✓ ½ taza de alga arame o iziki
- ✓ 3 cebollas
- ✓ 3 zanahorias o calabaza
- ✓ 3 dientes de ajo
- ✓ 2 cucharadas de pasas
- ✓ Curry al gusto
- ✓ Queso de cabra

Elaboración
- Rehogar el alga 20 minutos
- Rehogar la cebolla y la zanahoria cortadas en tiras finas junto al queso desmenuzado y el ajo, y una vez empiecen a dorarse añadir el alga y las pasas.
- Dejar que se haga tapado a fuego suave unos 20 minutos más. Apagar y añadir el queso (opcional).
- Rellenar las empanadillas y pincelar con aceite. Hornear a fuego medio-alto, 10-15 minutos. También se pueden freír como las empanadillas convencionales.

SALSA DE IZIKI

Ingredientes
- ✓ 1 cebolla
- ✓ ½ taza de alga iziki seca

Elaboración
- 💧 Remojar el alga al menos 15 minutos.
- 💧 Sofreír la cebolla cortadita en cubos y cuando se empiece a dorarse añadir el alga iziki y una pica de sal. Tapar y cocer a fuego lento 30 minutos.
- 💧 De ser necesario, se le puede añadir algo de agua para que no se pegue.
- 💧 Una vez terminada la cocción, retirar del fuego y triturar con una batidora.

GOMASIO CON ALGAS

Ingredientes
- ✓ 8 cucharadas de sésamo tostado
- ✓ 1 cucharada de sal
- ✓ 2 cucharadas de wakame en copos

Elaboración
- La forma ideal de preparar el gomasio es con una especie de mortero de origen japonés llamado suribachi y con su mano llamado surikogi.
- Siempre es preferible comerlo recién molido pues guarda todas sus propiedades nutricionales y evita que sus grasas se enrancien.
- Moler bien el sésamo.
- Triturar el alga en un molinillo de café.
- Mezclar los tres ingredientes.
- Guardar en un frasco hermético.
- Consumir espolvoreado sobre ensaladas, platos de cereales, etc.

Capítulo 12

Postres

- ✓ Tartaletas de espelta y amaranto 200
- ✓ Tarta de arándanos 201
- ✓ *Mousse* de limón 202
- ✓ Tortitas de frutas 203
- ✓ Manzanas salteadas 204
- ✓ Arroz con leche 205
- ✓ Tarta Tatín 206
- ✓ Tartaletas de frutas 208
- ✓ Compota con *kudzu* 210
- ✓ Manzanas al horno 211
- ✓ Frutas con migas 212
- ✓ Barritas de cereales 213

TARTALETAS DE ESPELTA Y AMARANTO

PARA LA BASE

Ingredientes
- ✓ 75 g de harina de espelta
- ✓ 25 g de harina de amaranto o amaranto inflado
- ✓ 50 g de mantequilla de coco
- ✓ 20 g de azúcar tipo rapadura
- ✓ 1 yema de huevo
- ✓ Una pizca de vainilla natural en polvo

Elaboración
- Precalentar el horno a 200 °C.
- Tamizar la harina en un cuenco y trabajarla con la mantequilla. Añadir el azúcar.
- En un cuenco aparte se baten las yemas junto con la vainilla. Mezclar todo hasta que la masa sea uniforme, y amasar ligeramente.
- Hacer una bola y dejar enfriar unos 30 minutos.
- Forrar moldes para tartaletas con esta masa y hornear 25 minutos a 200 °C.

PARA EL RELLENO

- Se rellenan con mermelada de arándanos sin azúcar y se hornean de nuevo entre 5 y 10 minutos a 200 °C.

TARTA DE ARÁNDANOS

Ingredientes para la masa base
- ✓ 300 g de galletas integrales tipo desayuno (espelta)
- ✓ 3 cucharadas de aceite de oliva
- ✓ 3 cucharadas de agua o leche de arroz
- ✓ 1 chorrito de licor (de avellana, almendra, etc.) opcional

PARA EL RELLENO DE ARÁNDANOS

Ingredientes para el relleno de arándanos
- ✓ 100 g de almendras molidas
- ✓ 200 g de mermelada de arándanos sin azúcar o endulzada de forma natural
- ✓ 250 g de compota de manzana sin endulzar
- ✓ ½ cucharadita de ralladura de naranja (opcional) o esencia

Elaboración
- Moler las galletas en una picadora, mezclar con los otros ingredientes y forrar con la masa un molde para tartas. Meter en el frigorífico y dejar enfriar (opcional).
- Mezclar todos los ingredientes del relleno y echar sobre una base de tarta.

    ¡Ojo! Dependiendo de la consistencia de la mermelada y de la compota es posible que esta mezcla quede demasiado líquida. De ser así, añadir más almendra.

- Hornear a 210 °C durante 15 minutos o hasta que se dore un poco la superficie. Dejar enfriar.

MOUSSE DE LIMÓN

Ingredientes
- ✓ 1 l de zumo de manzana ácida
- ✓ 2 cucharadas de azúcar rapadura o panela
- ✓ 4 cucharadas de copos de agar-agar o 1 de agar-agar en polvo
- ✓ 5 gotas de aceite esencial de limón de uso alimenticio
- ✓ 3 cucharadas de almendras molidas o crema de almendras

Elaboración
- 💧 Hervir a fuego medio el zumo con los copos de agar-agar 3 minutos. Si se usa agar-agar en polvo, dar solo un pequeño hervor y retirar del fuego.
- 💧 Dejar enfriar hasta que se endurezca totalmente.
- 💧 Añadir el azúcar, la esencia y la almendra molida y batir hasta conseguir una consistencia cremosa y homogénea.

Alternativa: también se puede usar esencia de naranja y zumo de mandarina para una deliciosa *mousse* de naranja.

POSTRES

TORTITAS DE FRUTAS

Ingredientes

- ✓ 225 g de harina de espelta
- ✓ 300 ml de leche vegetal
- ✓ 2 cucharadas de azúcar
- ✓ 2 cucharadas de miel
- ✓ 2 huevos batidos
- ✓ 1 sobre de levadura para bizcochos
- ✓ 1 manzana troceadita
- ✓ Canela

Elaboración

- ● Batir todos los ingredientes menos la manzana y mezclar posteriormente con esta.
- ● Calentar una sartén antiadherente y echar una pequeña cantidad de la masa.
- ● Cuando esté dorada, darle la vuelta y dorar por el otro lado.
- ● Retirar y servir.

MANZANAS SALTEADAS

Ingredientes

- ✓ 2 manzanas
- ✓ Aceite de coco virgen extra
- ✓ Azúcar panela
- ✓ Vainilla en polvo ecológica

Elaboración

- Pelar y cortar las manzanas en trocitos.
- Añadir una cucharada sopera del aceite de coco en una sartén o cazo.
- Sofreir las manzanas y taparas para que suelten su jugo.
- Cuando empiecen a ablandarse añadirles el azúcar y la vainilla.
- Dejar a fuego medio hasta que se consuma el líquido y comiencen a dorarse.

Variaciones. Se pueden añadir peras u otro tipo de frutas. La vainilla se puede sustituir por canela y clavo.

POSTRES

ARROZ CON LECHE

Ingredientes
- ✓ 1 taza de arroz de grano largo o precocido integral
- ✓ 4 tazas de leche de arroz
- ✓ La cáscara de 1 limón*
- ✓ Canela en rama
- ✓ Azúcar
- ✓ Nata de avena (opcional)

Elaboración
- ◆ Poner la leche a hervir junto al arroz, la cáscara de 1 limón y dos ramitas de canela.
- ◆ Dejar que hierva hasta que el arroz se ablande.
- ◆ Añadir entonces el azúcar y la nata de avena y dejar que hierva 5 minutos más o hasta que se evapore la leche (si hubiese exceso de líquido) y quede una consistencia cremosa.
- ◆ Servir con canela espolvoreada por encima.

RECUERDA

* La cáscara de limón y de los cítricos en general de la agricultura tradicional están tratados con ceras y otros productos químicos que lo hacen no apto para el consumo humano. Utiliza siempre la piel de cítricos ecológicos.

TARTA TATÍN

PARA LA MASA

Ingredientes

- ✓ 200 g de harina
- ✓ 100 g de mantequilla de coco
- ✓ 40 g de azúcar tipo rapadura o panela
- ✓ Una pizca de vainilla natural en polvo

Elaboración

- Tamizar la harina en un cuenco y trabajarla con el aceite de coco.
- Añadir el azúcar y la vainilla.
- Mezclar todo hasta que la masa sea uniforme y amasar ligeramente.
- Hacer una bola y dejarla enfriar unos 30 minutos.

PARA EL RELLENO

Ingredientes
- ✓ 1,3 k de manzanas golden
- ✓ 115 g de azúcar rapadura o panela
- ✓ 60 g de aceite de coco
- ✓ ½ vaina de vainilla

Elaboración
- En una sartén, derretir el aceite y añadir el azúcar y una cucharada de agua.
- Pelar las manzanas, quitarles el corazón y cortarlas en gajos. Agregarlas a la sartén y dejarlas hasta que estén doradas. Colocar las manzanas en un molde refractario y cubrir con la pasta quebrada.
- Hornear durante 20 minutos a 220 °C. Dejar enfriar ligeramente.
- Separar la masa del borde empujándolo ligeramente e invertir la tarta sobre una fuente.
- Esta tarta se sirve caliente.

TARTALETAS DE FRUTAS

PARA LA MASA

Ingredientes

- ✓ 200 g de harina
- ✓ 100 g de mantequilla de coco
- ✓ 40 g de azúcar tipo rapadura
- ✓ Una pizca de vainilla natural en polvo

Elaboración

- Tamizar la harina en un cuenco y trabajarla con el aceitea. Añadir el azúcar y la vainilla. Mezclar todo hasta que la masa sea uniforme y amasar ligeramente.
- Hacer una bola y dejar enfriar unos 30 minutos.
- Forrar con esta masa moldes para tartaletas. Hornear a 160 °C durante 15 minutos o hasta que se doren.

PARA EL RELLENO

Ingredientes

- ✓ ½ litro de leche de arroz o similar
- ✓ 3 cucharadas de kuzu o maizena
- ✓ 2 yemas de huevo
- ✓ 4 cucharadas de azúcar
- ✓ Esencia o cáscara de limón

Elaboración

- Batir todos los ingredientes menos el kuzu o maizena hasta que se mezclen bien y llevar a ebullición en un cazo. Cuando rompa a hervir, desleír el kuzu o la maizena en media taza de leche fría y echar poco a poco removiendo sin parar.
- Dejar que hierva hasta que espese, y apartar del fuego.
- Rellenar las tartaletas ya horneadas, y hornear 5 minutos más.

FRUTAS

- Sobre las tartaletas ya horneadas y una vez frías, colocar frutas del bosque: grosellas, arándanos, fresas, moras, etc., o cualquier fruta.

GLASEADO

Ingredientes

- ✓ 2-3 cucharadas de mermelada de albaricoque
- ✓ 2-3 cucharadas de agua

Elaboración

- Batir ambos ingredientes y llevar a ebullición en un cacito. Dejar hervir un minuto removiendo bien y, con un pincel, extender sobre las tartaletas ya decoradas con las frutas. Dejar enfriar.

COMPOTA CON *KUDZU*

Ingredientes

- ✓ 4 o 5 frutas del momento: manzanas, peras, melocotones, etc.
- ✓ ½ taza de frutas secas: orejones, pasas, etc.
- ✓ Canela
- ✓ Clavo
- ✓ *Kudzu*
- ✓ Endulzante natural

Elaboración

- ♦ Cocer en un poco de agua las frutas secas con la canela y el clavo (1 barrita de canela y dos clavos serán suficientes) durante 10 minutos.
- ♦ Añadir la fruta fresca cortada y sin pepitas y dejar cocer 3 minutos más.
- ♦ Si la fruta es ácida y se desea, se puede añadir algún endulzante natural (sirope de arroz, etc.).
- ♦ Diluir una cucharada de *kudzu* en medio vaso de agua fría y añadir a la compota removiendo siempre; dejarlo cocer 5 minutos más.

Variación: cocinar las frutas frescas al vapor. Llevar a ebullición un litro de zumo de manzana. Diluir dos cucharadas de *kudzu* en un poco de agua o zumo frío y añadir al zumo en ebullición. Cocer 3 minutos y añadir la fruta cocinada. Batir y servir con canela molida.

MANZANAS AL HORNO

Ingredientes
- ✓ 5 manzanas
- ✓ ½ taza de agua

Elaboración
- ◊ Precalentar el horno a 220 °C
- ◊ Extraer el corazón de las manzanas.
- ◊ Colocarlas boca arriba en una bandeja para el horno.
- ◊ Añadir dos vasos de agua.
- ◊ Hornear a 180-200 °C durante 45-60 minutos.
- ◊ Las manzanas deberán quedar blandas y bien doradas para que el dulzor se afiance.

Opcionalmente se les puede añadir vainilla en polvo ecológica o canela.

FRUTAS CON MIGAS

Ingredientes
- ✓ 3 manzanas
- ✓ 8-10 fresones (u otras frutas del bosque o una manzana)
- ✓ 160 g de harina de espelta
- ✓ 90 g de aceite de coco
- ✓ 5 cucharadas de azúcar rapadura o panela

Elaboración
- Precalentar el horno a 200 °C.
- Cortar las manzanas y las fresas en trocitos.
- Introducirlas en un molde para el horno tipo flanera y espolvorearlas con dos cucharadas de azúcar.
- En un recipiente aparte, mezclar la harina con el aceite y el resto del azúcar y trabajar con las manos de modo que se formen migas.
- Cuando estén listas las migas, espolvorear por encima de la fruta y hornear a 170 °C durante aproximadamente una hora o hasta que esté dorada la superficie.

POSTRES

BARRITAS DE CEREALES

Ingredientes
- ✓ 1 taza de amaranto inflado
- ✓ 1 taza de avena en copos
- ✓ 6-8 almendras troceadas
- ✓ 10 uvas pasas troceadas
- ✓ 1 cucharada de sésamo
- ✓ 1 cucharada de coco rallado
- ✓ Miel y aceite

Elaboración
- Tostar el sésamo en una sartén sin aceite.
- En otra sartén, calentar 3 cucharadas de miel y 1 de aceite. Justo antes de que empiece a hervir, añadir todos los ingredientes y remover fuertemente hasta que todo esté cubierto de sirope.
- Echar en un molde para el horno y dejar enfriar. Cuando se haya solidificado, cortar en barritas.

BIBLIOGRAFÍA

Método food Babe, Vani Hari

Pautas sencillas para liberarse de los tóxicos añadidos a los alimentos que consumimos.

La solución autoinmune, Amy M.

Estupendo libro con pautas para ayudarnos a recuperar nuestra salud intestinal y sanar todo tipo de enfermedades, especialmente las de índole autoinmune.

Cerebro de pan, **David Perlmutter**

Descubrirás los efectos que el trigo, el azúcar y los carbohidratos tienen en el cerebro, y aprenderás cómo cuidar y mejorar el funcionamiento de este órgano tan frágil.

Is Food Making You Sick?: The Strictly Low Histamine Diet, James L. Gibb

¿Tienes problemas digestivos o síntomas de ansiedad y taquicardia tras consumir: chocolate, embutidos, vinagre, té, café, productos fermentados, pan, queso, pescados y marisco, etc.? Probablemente tengas una intolerancia a la histamina de los alimentos. Este libro en inglés te presenta las claves para recuperarte.

RELACIÓN DE RECETAS

Amaranto inflado 164
Arroz con leche 205
Arroz primaveral 156
Barritas de cereales 213
Bizcocho de espelta 140
Calabacín con tomate 182
Calabacines rellenos de mijo 184
Caldo de pollo digestivo 142
Cochayuyo al horno 190
Cochayuyo con zanahorias 195
Compota con *kudzu* 210
Crema de arroz 135
Crema de calabacín 148
Crema de mijo 147
Crema de puerros 152

Crema de zanahoria con miso blanco 150
Crema dulce de cereal (arroz, mijo o quinua) 136
Crêpes de sarraceno 162
Croquetas de bulgur 165
Croquetas de quinua 157
Dulse frita 193
Empanadillas de arame o iziki 196
Endivias a la plancha 178
Ensalada con manzana 183
Ensalada de garbanzos 170
Ensalada de quinua 158
Falafel 172
Frutas con migas 212
Gomasio con algas 198
Hamburguesas de azukis 168
Hamburguesas de mijo 161
Hummus 173
Lentejas con verduras 171
Magdalenas de desayuno 139
Manzanas al horno 211
Manzanas salteadas 204
Mousse de limón 202
Muesli 138
Paella vegetariana con iziki 191
Pasta con champiñones a la crema 155
Patatas al horno con miso 179
Patatas fritas al horno 185

RELACIÓN DE RECETAS

Polenta a la brasa 160
Porridge de avena 137
Quinua al horno con verduras 154
Rollitos con nori 192
Salsa de iziki 197
Salsa de zanahoria 188
Sopa de cebada 143
Sopa de miso 144
Sopa de nori 194
Sopa depurativa 149
Sopa verde 151
Tabulé 159
Tarta de arándanos 201
Tarta de verduras 180
Tarta Tatín 206
Tartaletas de espelta y amaranto 200
Tartaletas de frutas 208
Tempura de verduras 186
Tortitas de frutas 203
Tortitas dulces 132
Tortitas dulces sin huevo 134
Tortitas saladas 133
Verduras con cuscús y pollo al curry 177
Verduras marinadas a la parrilla 187
Yuca, patata y calabaza al horno 176

Datos de interés

TIENDAS o marcas recomendadas:

HARINAS GERMINADAS:
El granero Integral
Acaba de introducir una nueva línea de harinas germinadas de espelta, avena y centeno.
www.elgranero.com

PANES GERMINADOS:
La finestra sul Cielo
Esta marca no solo tiene panes de cereales germinados sino que además tiene una infinidad de productos hechos a base de cereales antiguos y miso de calidad.
www.lafinestrasulcielo.es

UTENSILIOS DE COCINA
Conasi
Estupenda empresa que comercializa todo tipo de utensilios para ayudarnos a alimentarnos de una forma más sana: sartenes antiadherentes ecológicas, menaje de cerámica y porcelana ecológicas, espirilizadores, deshidratadores, molinos para hacer harina, máquinas de hacer pan con molde antiadherente ecológico, etc.
www.conasi.eu/

LECHE CRUDA:
Eite Cru
Leche de vaca cruda y ecológica de Galicia. http://www.leitecru.es/

Cántaro Blanco
Tienda en Madrid donde venden leche cruda de vaca y quesos de cabra y oveja elaborados con leche cruda. También venden panes de fermentación lenta y natural. http://cantaroblanco.com/

ARROZ Y LINO GERMINADO:
Salud Viva
http://www.saludviva.es

ESPIRULINA:
Espirulina de la más alta calidad y cultivada en España
https://www.asn-espirulina.com/

FILTROS DE AGUA:
Filtro Fleck 5600
http://www.mundiagua.com/filtros/carbon-fleck.asp

CEREALES ANTIGUOS:
La tahona San José
Los hermanos José y Francisco Rodríguez, maestros panaderos, gestionan una tahona familiar fundada en 1890. Trabajan todo tipo de panes de cereales antiguos con fermentaciones naturales e incluso cultivan y muelen sus propios cereales: farro, escaña, emmer (escanda), trigo khorasan (kamut), espelta, trigo duro son algunos de los cereales que cultivan y con los que elaboran pan. Tienen dos tiendas donde venden directamente al público. Un lujo en el corazón de España.